文春文庫

そのアトピー、専門医が治してみせましょう

菊池 新

1996年（平成8年）12月29日。成田空港のカフェで、僕はユナイテッド航空800便の搭乗案内を待っていた。あと1時間もすれば、ニューヨーク経由ワシントンDC行きの飛行機に乗り、雲の上を飛んでいることになる。

〈これで、ようやく自分のやりたいことができるようになるんだ〉

そんな期待に胸をふくらませていたが、同時に、これで本当に良かったのかという思いも、完全には消し去ることができなかった。すべてを捨てて、新しい道を踏み出すには、想像以上の勇気が必要なのだ。とうに決心していたこととはいえ、今ならまだ引き返せるという心の囁きも聞こえてくる。いや、もう考えるのはやめにしよう。今までに何度も何度も迷い抜いてきたことだ。医者として、患者さんを救いたいという、あの遠い高校時代の志を忘れてなるものか。

僕はコーヒーを飲み干すと、混雑する人混みをかき分けるようにして、搭乗ゲートをくぐった。アメリカ国立衛生研究所で最先端の学問を身につけ、毎日皮膚を掻きむしって苦しんでいるアトピー患者を治すために。

その日が、思えば僕の第二の人生の幕開けだった。

菊池　新

目次

そのアトピー、専門医が治してみせましょう

第1章　日本の医療がアトピーを悪化させた

日本の医療システムは崩壊寸前

1995年（平成7年）6月、僕は33歳の若さで、慶應義塾大学医学部皮膚科学教室の医局長になった。

というと、何だか偉そうに聞こえるかもしれないが、実態はそんなものではない。医局長というのは、患者さんの病気を若い医師たちの先頭に立って治すものだと思ったら大間違いで、やっていることといえば、ただの労務管理といっても過言ではない。労務管理とは何かというと、つまり、若くて金のない医者たちに、食い扶持をあてがってやる仕事である。

大学病院というのは医師にお金をくれないところで、たとえばある教室（診療科）に

20人の医師が所属しているとしたら、そのうちの7、8人しか給料をもらっていないのだ。それも、それだけではとても一家を養っていけないような金額を。研修医の給料が1カ月2万5000円だと聞いたら、驚く人が多いのではないだろうか。

医学部の構内には、学生のものと思われる高級外車がいっぱい停めてあるじゃないか。お医者さんは大きな家に住んでおいしいものを食べ、海外旅行にもいっぱい行っているじゃないか。そんな声が聞こえてきそうだが、それはごく一部の恵まれた開業医やそのバカ息子だけ。多くの医師は、特に研修医や助教の時代には、それこそろくなものも食べられないし、睡眠時間もほとんどないような悲惨な生活に耐えているのである。

もちろんそんな給料で暮らせるわけはないから、どうしてもアルバイトに精を出さざるを得なくなる。大学の支配下にある公立や私立の中小病院、銀行など一流企業の設置している診療所の皮膚科などに、午前中だけとか、週何回とか出かけていっては、生活費を稼ぎ出すわけである。なにしろ1コマ（1コマというのは午前とか午後の2、3時間を受け持つという意味）3万円、4万円いただけるわけだから、バカにならない。毎週やっていれば15万円ぐらいになるわけで、それを2カ所ぐらいこなせば、なんとか30万円にはなる。それでようやく奥さんや子供を養えるというわけ。

医局長というのは、つまり、そうしたアルバイトを仕切っている親玉なわけで、雑用の割り振りという役目を負っているのだ。

「君は今日、大学病院のほうで再診ね。君は××診療所に明日9時に行くこと。え？　子供ができたから金が要るって？　しょうがないなあ。じゃあ特別にあの病院に押し込んでやるから」

そんなことを取り仕切るわけであって、決して全身全霊、患者さんのために働いているわけじゃないのだ。悲しいけれど。

けしからん、なんて言わないでほしい。ほとんどの人間が、医師になって困っている患者さんを助けてあげたいと思い、難しい受験勉強を乗り越えて大学に入ってきたのだけど、実家がよほどの金持ちでもない限り、若い間は暮らしていけないというのがこの国の医療システムの現状。だから、いろいろ考えながら医学の研究なんかしている時間は取れないし、だんだんやる気もなくなってくる。毎日いつ果てるともしれない雑用を、ただロボットのようにこなすしかなくなってくるのだ。当然診療レベルは低下するし、今や日本の医療レベルは、研究も臨床（実地の医療のこと）も、どんどん谷底に向かって転がり落ちているといっていい。

それを知ってか知らずか、今の若者は以前に比べ、医師を志望する者が激減しており、少なくとも学力優秀な人間にとって、医師というのはすでに魅力ある職業ではなくなっている。20年後、30年後の我が国の医療レベルがどうなっているか、想像するだけで肌寒い思いがする。

でもこれは、個々の医師の努力ではいかんともしがたいことであり、結局は日本の国が、きちんと医療システムを支えていないことに原因がある。僕はアメリカに行って、まずそのことを痛感した。これじゃ日本の医療は世界にどんどん取り残されていくばかりだって。

まず研究にかける金が違う。そろえてある材料もマンパワーもすべて雲泥《うんでい》の差。臨床だって、若い医師は下町の戦場のような救急病院に放り込んで、徹底的に経験を積ませるし、世界中から優秀な人間を集めて、どんどん自由な研究をさせる。有意義な研究計画に対しては金に糸目をつけない。ただ、その研究結果はアメリカという国家の財産だぞ、勝手に持ち出してはならんぞという制約がついているだけ。これはもう、優秀で若い研究者には大きな魅力だし、アメリカの医学のレベルはどんどん高まる一方。アメリカがどうして世界一の国家となったのか、医療の現場を見ているだけでよく分かる。翻《ひるがえ》って我が国はどうか。さすがにこのままじゃヤバイと思ったのかどうか、最近少しはお金を出すようになったけど、それでもどうしようもない金額。たとえば申込書を書いて提出すると、文部科学省が科研費、つまり科学研究費を出してくれるんだけど、

「はいおめでとう。200万円当たりました」

みたいな……。研究をするためには、たとえば「モノクローナル抗体」という、研究でしょっちゅう使うような試薬でも、1本5万円、10万円はする。200万円でいったい何本買えるというのか。PCR（ポリメレース・チェイン・リアクション）といって、研究者なら誰でも使うようなDNAを増幅する機械なんか買うと、すぐに200万円、300万円が飛んでしまう。僕も昔は、仕方なく書いて出していたことがあるけど、

「ああお前、200万円で何研究するんだ」

って、かえって悲しくなるぐらいだった。

つまり、個々の医師が、みんなそれぞれ頑張ってはいるんだけど、教授、准教授、講師、医局長、助教、研修医なんてヒエラルキーの中にからめ取られ、雑用に奔走しながら、ただもうその日を暮らすのに精一杯という感じなのだ。

けれど、日本の医療界にいても、アメリカの医師たちに引けを取らずに成功する方法がふたつだけある。

何かというと、日本にしかない病気を研究することと、誰にもできない特殊なテクニックを身につけること。つまり、日本にしかない風土病なんかを研究すれば、そりゃ世界でそんな研究している人はほとんどいないわけだから、それなりの成果が出せる。世

界一級の医学雑誌なんかにポンと論文が掲載されるわけ。で、あの先生は世界的にすごいということになる。

もうひとつは、たとえば実験方法なんかで、神業《かみわざ》的テクニックを身につけてしまう方法。それはそうでしょう、不器用な外国人なんかにできない実験手技を身につけ、あれはあの先生にしかできないとなったら、いい医学雑誌に論文が載るのは当たり前。つまり、両方とも世界の医学の隙間産業みたいな存在。そういう人たちが教授になったりするとどうなるか。患者さんにとっては恐ろしい結果が待っているのだ。

アトピー患者はゴミ扱い

大学病院に行って分かることとは、再診に訪れるたびに、違う医者が出てくるということ。なるべく担当医を決めるようなきちんとした大学もあるけれど、たいていは大学出たての若い医者がとっかえひっかえ出てきては、

「その後調子はどうですか」

と聞いてくる。そこで先日いただいた薬を塗っても少しも良くならないとか訴えても、

「じゃあ別の薬を出しときましょう。それ塗って、ちょっと様子を見てください」

でおしまい。患者さんのほうも、大学病院の先生が出してくれた薬だからと、きちん

と薬を塗り続ける。ところが、その薬がだんだん効かなくなる時期がやってくるのだ。患者さんが大学病院でそのことを訴えると、その患者さんに初めて接した別の医者が、じゃもう少し強い薬を出しときゃいいか、となってしまうことが多いのだが、これが後々、アトピー患者にものすごいデメリットを与えることになる。その強い薬というのはステロイド剤という薬なんだけど、この話については後でじっくりすることにしよう。とても重要な話だから。

さて「アトピー」というのは、もうご存じかもしれないが、もともと「奇妙な」という意味で、元来原因不明の難治性の湿疹をそう呼んだわけ。これは患者さんひとりひとりでまったく症状が違うし、同じ人の場合でも、ほんの、ちょっとした周囲の環境の変化で良くなったり悪くなったりする。だから、薬だって、その都度きめ細かに対処してあげなくちゃいけない。慢性の病気だから、ひとりの医師が注意深く観察していなければ治らない病気なのである。

ところが、大学病院ってところは人事異動が多くて、3カ月ごとに外来が変わる。外来の医者が病棟、病棟の医者が外来というように。かと思うと、医者の1年生が外の病院に行くことになったかわりに、5年生が戻ってきたりする。そういう入れ替わり立ち替わりがもともと多くて、一定しているのは医局長以上、講師や准教授、教授だけなのだ。

もうひとつ問題なのは、アトピーなんて研究材料としてはあまり注目されていない病気だから、どの医者もあまり熱心じゃないってこと。だって、「奇妙な」っていうぐらいで、以前はよく分からない病気だったから、そんなものを研究してもデータにならない。どうせ分からないんだし、どうせ治らない、出世にもつながらなければ、名誉にもならない、と思うから、どうしてもおざなりな対応になりがちなのである。これは若い医者だけではなくて、ある程度偉くなった先生でも同じこと。

大学病院には、初診、再診に加え、偉い先生の外来がある。医局長以上の先生たちが、自分の興味ある患者さんを抱えている特殊外来というのがあるのだ。どういうことかというと、自分の研究に役に立つ病気を持った患者さんから、必要があれば採血をしたり皮膚から検体を切り取ったりして、研究に役立てるわけ。そのかわりに、その患者さんの様子はちゃんと診てやる、お前も俺に協力しろよ、みたいな関係だ。ところが、大学病院ではアトピーの研究なんてしている医者はめったにいないから、結局腕のいい先生に診てもらうのは至難の業《わざ》ということになる。

大学病院時代、初診にやってきたある患者さんが、たぶん他の病院で嫌な思いをしたことがあるんだろう、

「私は皮膚を取られたり、切ったり、検査されるのは嫌なんです」

と言ったら、

「じゃあお帰りなさい。ここは君のような人の来るところじゃないんだ」

と主任教授が答えるところもこの目で見た。大学病院というところは、研究と教育をするところだから、そういう患者さんは来てもらったら困る、ということなんだろうけど……。

要するに、自分の興味のない患者さんなんて診ないから、アトピー患者なんて毎回診察医のかわる一般再診に送られて、経験のまだ浅い医者の間をグルグルグルグル回される。これじゃ治りっこない。いや、それどころかもっとひどくなる。

中にはちゃんとアトピーの枠を設け、きちんと対応している大学病院もいくつかあるみたいだけれど、たいていの大学病院はアトピー患者をゴミ扱いしている。教授が威張っているような封建的な大学病院に限って、

「俺は、この奇病の患者だけ診る。後は、お前ら診ろ」

と教授が言うと、

「じゃ、俺は専門のこの病気の患者。後はお前ら診ろ」

と准教授が言って、上から順番にどんどん患者さんを囲っていき、残ったアトピー患

者が研修医のところに回ってくる。痒《かゆ》くて、苦しんで、精神的にも肉体的にも悲鳴を上げている患者さんたちは、こんなことを聞いたら本当に絶望してしまうかもしれないけれど、これが今の大学病院の実態なのだ。そして、僕も医局長をやっていたのだから、そのお先棒を担いでいたことになる。若い医者に、あのアトピー患者を診といてくれ、あとで俺もフォローするから、なんて言っていたくせに、雑用ばかりに追いまくられて、いつの間にかおざなりな診療をしている自分にも嫌気がさしていた。

腐敗の根本は、日本の医療行政にある。そのひと言に尽きる。ある役職の医師に、診療に専念する時間を作らせずに、雑用ばかりが増えるような仕組みをこしらえておいて、一方では人件費カットのために、ひとりの医師や看護師が診る患者さんの数はどんどん増えていく。どんなに一生懸命な医師でも、ちゃんと病気を診立てる時間がなくなってくる。5秒診療になってきちゃう。診察せずに薬だけ出す、という状況になってしまうんだ。けどそれは、結局国民ひとりひとりの健康に跳ね返ってくる。消費者不在とか、有権者不在とか、国民不在とか、患者不在とか、みんな根っこは同じこと。日本全体のシステムがもう、おかしくなってきているんだ。

でも、そんなこと叫んでいるだけじゃ、現に苦しんでいる患者さんを救うことはできない。僕がアメリカに留学して最先端の医療を学ぼうと決心したのは、そんなところにも原因があるのだ。

僕の趣味は患者さんを治すこと

趣味と実益を兼ねてなんて言うと、ちょっと言葉は悪いけど、僕の趣味は患者さんを治すこと。僕の親は別に医者でも何でもなかったから、高校時代に医者になろうと決心したのは、本当に、純粋に、苦しんでいる人たちを助けられるような仕事につきたいと思っていたからだ。その中でも皮膚科を選んだのは、結果がすぐ目に見えるということ。だって、僕が治療して1週間後に、つるっときれいな肌になっていたりするのを見ると、本当に心の底から嬉しい。これはもう快感。ぞくぞくしてくるぐらいだ。もちろん患者さんだって喜んでくれる。

「先生、ありがとうございました。おかげさまで良くなりました」

こんなに嬉しいひと言は他にはないと思う。

アメリカで2年間の研究を終えて帰ってきたら、ある大学から教授にってありがたい話もあったのだが、それは丁重にお断りすることにした。もちろん、マネージメントや若い医師たちの教育も大事であるが、ひとりひとりの患者さんと直に接することが少なくなるというのが、僕にとってはどうしても辛いことだった。今、1日に何百人もの患者さんを診ているけれども、それだけでは飽きたらず、昼休みには毎日、患者さんの家に往診をするようにしている。寝たきりで診療所に来られず、床ずれによるひどい皮膚病で苦しんでいる人たちが、世の中にはいっぱいいる。あるときなんか、ドアを開けたら三世代ぐらいがそろって僕を待っていて、驚いたこともある。まあここまで来ると、趣味どころか、俺、病気かな、なんて思っちゃうけど。でも、病気を治したくて治したくて仕方がない。

だから後先考えずに行動して、それが思わぬ波紋を呼んだり、裏目に出てしまうこともある。

大学病院時代、僕は本当に純粋な気持ちで、自分の研究成果を海外の医学雑誌に出してみた。そのときは、その研究データのことだけしか頭になかったから、『ニュー・イングランド・ジャーナル・オブ・メディスン』という世界的に権威のある医学雑誌に、2本の論文を書いて提出したのである。そうしたら、何と2本とも掲載された。20代のときに1本。30代になってから1本。これはとても名誉なことで、自分でも単純に嬉しがっていたのだが、大変だったのはその後。何しろ、30歳そこそこの若僧の医者が、自分たちを飛び越えて世界に認められたというので、先輩たちにはとても嫌がられた。毎日皮肉を言われるなんて当たり前で、大事なデータを盗まれたり、みんなに足を引っ張られる状態になってしまったのである。

日本の医学界って、もともと足の引っ張り合いみたいな体質があるのだが、僕のようなケースは特に煙たがられる。その後、前述の主任教授とは訣別してしまった。忙しい時間を割いて研究をして、いい論文書いて、それが日本のみならず世界の患者さんのためになるんだったら、それでいいじゃないか。なんでそんなことで理不尽なことを言われるのか。教授も載せたことのない有名な海外の雑誌にいきなり論文を載せたことが気に入らなかったんだろうし、まあ、自分でも生き方はヘタなんだろうとは思うけど。

なぜ海外の医学雑誌に論文を出したのかといえば、日本の医学雑誌じゃ自分の実力を試せないと考えたから。日本の医学雑誌は、残念ながら世界的にはほとんど認められていない。権威がないのだ。だって日本の場合、その雑誌の編集において力のある教授が「載せろ」といえば、「ハイ」って返事してそのまま論文を載せてしまうんだから、そんなもの世界の学者が認めるはずがない。

さっきの『ニュー・イングランド・ジャーナル・オブ・メディスン』なんか、臨床医学の世界ではこれ以上のものはないといわれている権威ある雑誌で、その他には『ネイチャー』とか『サイエンス』なんて雑誌があるんだけど、そうした一流の雑誌は論文を掲載する基準が非常に厳しい。たとえば雑誌に委託された5人のレフェリーがいて、彼らはみな一流の学者なのだが、彼ら全員が著者名やその著者の所属研究施設名を知らされることなく、同じ論文を審査する。彼らの判定が3勝2敗だったら掲載されるが2勝3敗では載らないという、極めてフェアで客観的なシステムを採っているのだ。「これは方法論が間違っている」とか、「これはデータの詰め方が甘い」とか、「これは嘘だ」とか、彼らは名誉にかけて厳正な審査をする。だから、その雑誌に論文が掲載されるということは、世界的なお墨付きをいただいたに等しく、当然その雑誌のインパクト・ファクターも高くなっていく。インパクト・ファクターというのは何かというと、その雑誌から論文が引用された数から計算されるもので、これが高ければ高いほど、その雑誌が信頼されているという証拠になる。有名誌だと、だいたいそのインパクト・ファクターが10ぐらいあるんだけど、『ニュー・イングランド・ジャーナル・オブ・メディスン』や『ネイチャー』『サイエンス』なんてもうお化け雑誌で、20も30もあるのだ。

ところが、日本で出ている雑誌はどれもほとんど1以下。要するにほとんど引用されていない。言い方を変えれば、誰も信用していないのである。そんな雑誌に書いても何の役にも立たないから海外の雑誌にって単純に考えただけなのだが、それはやってはいけないことだったんだろう。先輩方の逆鱗《げきりん》に触れてしまった。

そんなこんなもあったが、僕は福澤基金という、慶應義塾大学が学部ごとに年にひとりだけ与える基金に応募することにした。自分の今までの実績や、これからどんな研究をやりたいかという論文を書いて出したのだ。そしたら運良くパスして、給料も、ボーナスも、留学の費用も全部出してくれることになった。1年間で1000万円以上の資金をもらえることになったのである。しかも、アメリカのNIH（ナショナル・インスティテューツ・オブ・ヘルス＝アメリカ国立衛生研究所）という組織が、喜んで迎えましょうと言ってくれたのだから、本当に踊り出さんばかりの気持ちだった。でも、やっぱりその基金の半分は、主任教授にしっかり横取りされちゃったけど。

悪しき日本のシステム

日本の国立がんセンターを、10倍にも20倍にもしたような、とんでもなく大きな研究施設の集合体。それがNIH、アメリカ国立衛生研究所である。

なにしろ研究施設が、皇居の内堀どころじゃなく、外堀の内側ぐらいの広さを持っている。その中に、ガンの研究所とか、免疫の研究所とか、運動機能の研究所とか、数え切れないぐらいの研究施設が建っているのだ。僕はそこに2年近くいて、免疫やアトピーを中心とした研究をしていたんだけれど、その研究費用は湯水のように出してくれる。いくらでも研究してくださいという姿勢なのである。初めにも言ったけど、アメリカの底力、凄いところはそんなところにあるんだと痛感した。

ところが、日本の国はそうした費用をケチるから、大学病院はどうするかというと、製薬会社とつるむしかない。製薬会社は新薬を世に出すために、病院の先生に頼んで「治験」というものをおこなうのだが、大学病院はその新薬を使って治療をし、そのデータを一人分につき数十万円で製薬会社に売るのである。僕も医局長をやっていたから、もちろん治験もやっていた。

ところが、患者さんに、

「新しい薬を使って治験をやりたいんですが、どうします？　もちろんまだ認可された薬ではないので、副作用が出る可能性もあります。でも、今まで効かなかった薬より効く可能性もあるんです。これは決して強制ではありませんから、よく考えてお決めになってください」

と、きちんと説明をしていれば問題は少ないのだが、中には治験をやるとは言わずに勝手に治験をやっていたりする医者がいて、これがアトピー患者をさらに苦しめる原因となっている。なぜなら、強いステロイドのような塗り薬を与え続けていると、最初のうちはきれいに治るんだけど、そのまま使っているとだんだん効かなくなり、経験不足の医者はさらに強い薬を使うようになる。しまいには使う薬がなくなって、そうした新

薬に手を出すようになり、患者さんのほうも藁にもすがる思いで、

「お願いします」

となってしまうのだ。挙げ句の果てが、皮膚の至るところから体液が滲み出してくるようなグチャグチャな状態を招く。第7章で、実際にそうした経験を持つ患者さんの例を挙げるけれど、こうなるともう治すのに何年もかかる場合がある。

そうしたアトピー患者の犠牲の上に、治験というものがおこなわれているのだが、それが新薬開発のために本当に役立っているのならまだいい。日本の医療システムが腐っているというのは、そうしたデータまでが改ざんされているケースも少なくないということなのだ。多額の費用をかけて開発された新薬に、副作用が非常に多いとか、効果がないなんて結果が出ると大損になってしまうため、都合の悪いデータを握りつぶすなんてことが、信じられないかもしれないけど、大手を振ってまかり通っているのである。

日本の医学研究のほとんどは、製薬会社から金をもらってやっているに等しい。医者と製薬会社のギブ・アンド・テイクで、

「先生、たんまりと払いますから、いいデータ作ってくださいよ」

という暗黙の了解があるわけ。だから、日本で開発された新薬は、そのままじゃアメリカやヨーロッパでは薬として売れない。向こうでもういちど治験をやり直してからじ

ゃないと認可されないのである。日本の医療行政が完全に崩壊しているというのを向こうは知っているから、ぜんぜん信用されていない。日本の治験がどんなにいい加減なものか分かっていて、もうハナから信用されていないのだ。

他の病気でも同じこと。たとえば抗ガン剤の治験をやっていて、患者さんが死んじゃったなんてことはよくあることなんだけど、そういうのはみんな握りつぶしちゃう。何か他の原因で死んだことにしてしまうのだ。それで、内部告発なんかされて、ときたま社会問題化する場合もあるけれど、その内部告発にしたって威張れるものじゃない。中には正義感に駆られてやる人も少しはいるのかもしれないけど、たいていは自分の上にいる人間の足を引っ張るためにやっている。あいつがいなくなったら、次は俺が准教授になれるかも、なんて。

最近ときどき思うんだけど、これは日本人の国民性なのかもしれない。こんなにワイドショーで視聴率がとれるのは、結局他人の不幸を面白がっている証拠じゃないのかな。アメリカのゴシップとは何だか質が違う。もっと陰湿な、じめじめした感じがする。政治家に愛人がひとりやふたりいたって、政治のリーダーとして優れていれば、それはそれ、これはこれというのがアメリカ。あのクリントン元大統領がいい例だ。愛人の存在が発覚すると、妬《ねた》みもあるのか、マスコミ中が大騒ぎして辞めろ辞めろの大合唱するのが日本。そんなことで優秀なリーダーを次々と潰していってどうするんだろう。愛人がいないかどうか、マスコミの人間をいちど全員調べてみたら面白いかも。

いや、話がそれてしまった。だから、薬全般に対して、医者の側にはバイアスがかかっている。特に大学病院なんて、たとえばステロイドの治験をさせてもらい、研究費を何千万円もいただいている製薬会社の悪口は、絶対に言えないようになっているのだ。厚生労働省のお役人だって同じこと。利権や天下り先のことを考えると、とりあえず自分の任期の間は無難に過ごして何も変えまいとする。

そうしていたら、正しいと思うことも言えなくなってしまう。薬害エイズの問題だって、根っこは同じ。あれほどひどい薬害でなければ、そんなもの今でもいっぱいある。

でも、この本の目的は、内部告発にあるんじゃなくて、アトピーを治すことにあるんだから、もうこれ以上はやめておこう。

第2章　アトピーの歴史は怒りと哀しみの歴史

ステロイド登場

１９６０年代に入ってステロイド剤という薬が登場し、免疫系の病気にとてもよく効くものだから、あっという間に広まっていった。特に膠原病《こうげんびょう》、リウマチなどの自己免疫性の病気には、それ以外に有効な薬がなかったものだから、大量に使われるようになっていく。

ステロイド剤は、正式名を「合成副腎皮質《ふくじんひしつ》ステロイドホルモン剤」という。腎臓の上にある副腎という臓器の皮質という部分から出てくるホルモンを体外で化学的に合成して、何十倍も効き目を強くした薬だ。体への吸収を良くしたり、効き目の持続時間が長くなるようにしているのだが、何が怖いかというと、そういう強い薬だから、ちょっと塗ったり飲んだりするだけで、ガツーンと効いてしまうわけ。

人間が強いストレスを感じると、血圧が下がったり、炎症が起きたり、体のいろんなところで具合の悪いことが起こる。それを緊急に治すために副腎からステロイドホルモンというのがわっと出て、血圧を上昇させたり炎症を止める働きをする。いわば体の中の秘密兵器といっていい。それを何十倍も強くしたものを、外部からむりやり入れてしまうわけだから、何が困るかというと、副腎が仕事を放棄してしまう。

「なんだ、外から入ってくるのだったら、もう作らなくてもいいや」

ってことになってしまうのだ。するとどうなるか。ステロイド剤の使用をやめたときに副腎がまったく働かないから、今度は緊急の際に炎症が続いたり、むくみが出たり、いわゆるリバウンドが起きてしまうのである。もっとひどい場合には、副腎そのものが萎縮してしまうようなことも起きる。

リバウンドというのは、もとの状態に戻るのではなくて、前よりさらに悪い状態になってしまうこと。だから、

「以前はなんとか生活が維持できていたのに、ステロイドを使ったせいで、もっと悪くなったじゃないか。他の部分まで悪くなったじゃないか。外も歩けない、会社にも行けない。どうしてくれるんだ」

という訴訟が、80年代に入ってたびたび起こされるようになった。ニュース性があって、面白いぞということで、いろんなマスコミが、

「ステロイドは怖いぞ、怖いぞ」

とガンガン報道した。その後、1992年にテレビ番組の『ニュースステーション』で司会の久米宏が、

「ステロイドほど怖い薬はない」

という最終宣告みたいな発言をしたため、日本中に火がついてしまった。患者さんの団体による「ステロイドを使う医者狩り」なんてこともおこなわれたりした。

ただし、副腎が萎縮するなんてことは、アトピーではめったにない。外用のステロイドの塗り薬では、なかなかそこまでは起こらない。皮膚から吸収されたステロイドで副腎皮質が萎縮するなんて事態は、よっぽどの強さのものを、よっぽどの量、よっぽどの期間塗り続けていなければ起こらないのだ。

「こんな強いステロイド剤を使う必要はないよ」

というクラスのステロイド外用剤を、1日に5本も10本も体に塗っていれば、そりゃ副腎機能不全だって起こすだろうけど。

では、そこまでの副作用を起こしたステロイドとは何かというと、ほとんどの場合、

内服や注射のステロイド剤である。内服と外用では副作用は雲泥の差だ。内服ステロイドはアトピー性皮膚炎にふつう使うものではないし、僕だって、初診時は99パーセント飲ませない。ところが、ステロイドの内服薬を簡単に出してしまった医者が大勢いたことは事実なのだ（後述）。その多くは、皮膚科の専門医ではなく、内科、小児科などアトピーをあまり勉強したことのない医者だった。

それが悲劇を大きなものにした最大の原因である。

ステロイド狩りと民間療法

全国で立て続けに訴訟が起こされ、投薬した医師の側に、じつはステロイド剤の効き目と副作用、正しい適用の仕方についてほとんど知識がなかった、という実態が明らかになるにつれ、ステロイド批判は燎原の火のごとくますます広がっていった。

専門知識のないまま、効くから出すという安易な考えで、被害を大きくしていった医者の中には、製薬会社から、

「先生、こんど新しいステロイドが出たんですよ。何割引にしときますから、使ってくださいよ」

なんて言われて購入したような人もいたようだ。で、よく調べもしないで使う。する

と、効く。患者さんのほうも、皮膚の状態が劇的に良くなるので、
「先生またくださいよ」
となる。そのうちに、病状を診もしないで薬だけ出すようになる。患者さんも、またなくなったからくれと言う。そんなことがずっと続いて、医者が知らないうちに、塗らないでいいところに塗っていたり、塗るべき強さを超えたものを全身に使っていたりすると……。

こうしてさまざまな患者さんの団体が作られ、またマスコミもそれに乗っかる形で、新聞やテレビ、週刊誌やインターネット上で、ステロイド剤の恐ろしさが叫ばれ、ステロイドを使っている病院や医師が、まさに血祭りに上げられるような状態となり、それがまたアトピー治療の難しさとあいまって、医療の現場を混乱させる結果となってしまった。

医者の側には、ステロイドは正しく使えば非常に有効な薬なのだと主張する人もいたが、その声はだんだんと小さくなっていき、ステロイド剤の使用を一気にやめるべきだと主張する医者のグループや、漢方や健康食品、イソジンを使う一派なども登場し、限りなく民間療法に近い治療法も現れるようになった。

ステロイド剤の怖さは、実はステロイドそのものの副作用以上に、使用を一気に中断

してしまった場合のリバウンドにある。

前にも触れたように、副腎皮質がその仕事を放棄した状態で、一気にステロイドを切ってしまえば、体がどうしても必要とする分さえ、まったく供給されなくなってしまうのである。すると、皮膚の炎症が急激に悪化するのはもちろん、全身の倦怠感、食欲不振、発熱など、体全体に不具合が出て、日常生活さえ営めなくなってしまう。

ステロイドをやめるときには、一気にではなく、徐々に量と強さを減弱していかなければ大変なことになってしまうのだ。副腎皮質がその機能を取り戻し始めたら、その分を減らす方向に持っていき、減らしすぎて炎症が悪化したら、また若干量を増やし、収まってきたらまた減らす、といったように、主治医が慎重に経過を見ながら、ステロイドを徐々にゼロにする方向に持っていかなければならない（詳しくは後述）。

ところがもう、医者も混乱、患者さんも混乱状態だから、とにかくステロイドをやめようということで、患者さんの中には1年近くにわたって入院する準備（お金と心の）を整えてから勤めていた会社を辞め、病室に入ってからステロイド剤を一気に切るなんていう悲壮な治療法も、至るところでおこなわれてしまった。

こうした状態に目をつけたのが、民間の詐欺まがいの商売人たち。

「ステロイドというのはこんなに怖いんですよ」

とテレビよろしくさんざん患者さんの恐怖心を煽っておいて、最後には自分のところの製品を買えという。正体不明の漢方あり、健康食品あり、化粧品、石けん、シャンプー、ローション、ビタミン剤、水、もう何でもあり。それがまた目ん玉が飛び出るほど高いとくる。何しろステロイドの恐怖を徹底的に植え付けられ洗脳されているものだから、どんなに高くても買ってしまう。何万円、何十万円もの健康食品とかを、借金してまで購入する。でも、そのほとんどは効き目がない。いや、効かないだけならまだいい。ステロイドを一気に切ったうえ、皮膚に悪いものを飲んだり塗ったりするから、もう目も当てられないほどひどい状態になってしまう場合が圧倒的に多かった。なのに商売人たちは、そうして皮膚がグチャグチャになると、

「いやあ、体の中から毒が出ました。良かったですね」

と必ず言う。悪くなっているのに、毒が出るという言い方をする。これは漢方系の治療や業者に多い。

こうした例は、他にも枚挙にいとまのないほどある。たとえばアロエ。アロエには確かに消炎作用があるから、軽い火傷《やけど》などに効く人は効くんだけど、アトピーみたいに皮膚の弱い人、かぶれやすい人はまず悪化する。

あるいは、低刺激だ赤ちゃん用だという触れ込みで売っている石けんなのに、嗅いで

みるとプンプン香水のような香りがしたり、泡立ちがよかったり。そんなものが低刺激なわけがない。香料が入っていたり、界面活性剤がたくさん入っていたりの、少し知識のある人ならすぐに分かるようないい加減な低刺激石けんが、堂々と売られているのだ。

何とか療法という類《たぐい》もある。たとえば温泉療法。温泉に硫黄《いおう》の成分が入っていたら、アトピーはまず悪化する。硫黄はニキビやダニには効くから、顔中にニキビができていたり、体中にブツブツ吹き出ものができていたりする子供を、硫黄の温泉に1週間とか10日湯治に行かせると、すごく良くなる。でも、硫黄は皮膚を乾燥させる働きがあるから、アトピーの子供にいいわけがない。だから、昔から「皮膚病に効く」なんて主張している温泉はずるいわけ。アトピーとは書いていないから、嘘にはならないものね。いずれにせよ、温泉の成分にはとにかく気をつけたほうがいい。

キトサンなんてのもあった。実はある大学の教授から、キトサンを使うと痒みが止まるから、その治験をやって欲しいという依頼が僕のところに来たことがある。僕も知らない相手じゃなかったから、じゃあ、きちんとプロトコール（実験手順）を作って、有意差が出るかどうか調べてみますよと応諾した。ところが、そのとき持ってきた某大学の薬学部が出したという基礎データというのが、実験の手法が間違っているし、方法論そのものがおかしい。はっきり言ってしまえば、眉唾《まゆつば》のようなデータなんだ。それなのに、「抗ヒスタミン作用がある」なんて堂々と書いてある。でもまあ、本当に臨床試験をやって有意差が出たら、僕の名前を使ってもいいよと言ったら、急に「もういい」と断ってきた。治験するお金もないのと、効く自信もなかったらしい。だから、薬としてではなく化粧品とか健康食品とかいう名目でいまだに売っていると思うけど、そんな程度のものは、そこら中に出回っている。

ローションだって、理屈からしておかしい。だって、肌が乾燥しているアトピー患者に、水とかアルコールを多く含んだものを塗ったら、よけいに乾くじゃないか。どっちかというと、ちょっとべたつくぐらいのものを塗らないといけないのに。

そんないい加減なものが、1万円とか2万円とかで売られている。正体のよく分からないものを合成し、薄めて売っている。泣き叫ぶほど苦しんでいるアトピー患者から金を搾り取り、もっと悲惨な状況に突き落としている。重症の患者さんが何十年もこんなことやられたら、それはもう医師不信、人間不信になるのは当たり前。

こうした状況は、今でもずっと続いているが、いくら言ってもキリがないから、興味のある人は、金沢大学教授の竹原和彦先生が書いた『アトピービジネス』って本でも読んで欲しい。文春新書から700円ぐらいで出ていたと思う（2010年4月現在品切中）。

揺り戻しの時代

ステロイド狩りの状況が10年以上続き、悪質な民間療法の全盛期がやってきて、その流れは今でも綿々と続いているのだが、この10年ほどの間に、医師側からの客観的な主張や冷静な反論も見られるようになってきた。

たとえば、先ほど紹介した本を書いた竹原和彦教授や東京女子医大の川島眞教授、その他日本皮膚科学会のメンバーが中心になって、アトピー性皮膚炎の混乱を鎮めようと動き始めた。2000年5月には「アトピー性皮膚炎治療ガイドライン」が発表され、ステロイド外用剤の適正使用による対症療法こそが、アトピーの治療の中心だとはっきり宣言された。

後述するように、これは僕の意見とは若干違うのだけれど、とにもかくにも、ようやくものが言える時代になってきたのだ、という感慨はある。

ここでもういちど整理をして、誤解を解いておかなければならないのは、ステロイド剤の内服と外用の違いについてである。なぜなら、無責任なマスコミと民間療法の業者らによって、ステロイドといったら内服も外用も区別なく、とにかく怖いという洗脳がなされてしまったから。

内服した場合の副作用については前に簡単に触れたが、外用剤、つまりステロイドの塗り薬を使った場合、どのような副作用があるのだろうか。

前にも述べた通り、最も強いランクのステロイド外用剤（ストロンゲスト）を、長期にわたって1日に何本も塗っていれば、副腎機能不全を起こしてしまうことは確かにある。しかし、そんなことは皮膚科専門医の下では普通起こり得ない。外用剤の副作用というのは、皮膚の局所で起こるものなのだ。

ステロイドホルモンには血管を収縮させる働きがあるので、塗ると毛細血管がキュッと締まる。すると、今までたとえば10通《かよ》っていた血液が2ぐらいしか通わなくなるので、塗ったところの皮膚が白く見える。人間の皮膚の赤味というのは、血の色が透けて見えているのである。

ところが、ステロイドホルモンを塗り続けているうちに、だんだんと慣れて効かなくなり、血管が収縮しなくなる。つまり、血管がいつも開きっぱなしの状態になって、寒かろうが暑かろうが、ステロイドを塗ろうが塗るまいが、皮膚がいつも真っ赤に見える状態になってしまうのだ。ステロイド治療しているアトピーの子の顔が、よく赤く見えるのはそのせいなのだ。これが副作用の第一。

もうひとつの副作用は、皮膚が薄くなってしまうこと。英語ではペーパー・マネー・スキンという。「(古くて薄くなった) 紙幣のような皮膚」と呼んでいるわけだ。なぜそんなことになるかというと、皮膚には表皮と真皮と、その下に皮下脂肪という組織があり、真皮というのが皮膚の大部分を占めている。その真皮の主成分はコラーゲンだが、ステロイドをたくさん塗ると、そのコラーゲンの増殖が抑制される。そのうえ表皮も萎縮するので、皮膚全体が非常に薄くなってしまい、内出血を起こしやすくなるし、ときには破れることもある。これが副作用の第二。

以上の結果として、つまり、皮膚が薄くてしかも毛細血管が拡張しっぱなしなために、血管が浮いて見えることがある。

しかし、通常はステロイド外用剤の副作用はここまで。これ以上のひどい副作用は全身投与（内服や注射）によるものである。

ただし、皮膚科医ではない、いやたとえ皮膚科医であっても、経験が浅く、アレルギーの勉強もしていない医師が外用剤を使うとどうなるか。

ステロイド外用剤の効き目も副作用も、皮膚の厚さに密接な関係がある。皮膚の薄いところはすぐに効き、副作用もすぐに出てくるが、皮膚の厚いところ、たとえば手のひらやかかとなどは、かなり強いステロイドを塗っても、あまり副作用は起こらない。ところが、ステロイド外用剤を使い慣れていない医者はそんなことは知らないから、どこでもここでも一緒だろうと、顔でもどこでも、これ1本塗っとけばいいですよ、と言って強い薬を出しちゃう。そんなのを顔に塗ったら、副作用が出て当たり前なのに。

つまり、ステロイド外用剤を使う医師は、塗る部位、塗る期間、塗る強さを全部考えて使わなくちゃいけないのだ。ましてや内服や注射でステロイドを全身投与するなんて治療は、専門医以外は絶対に手を出すべきものではないし、それ以前に、アトピーではめったに必要のない治療方法だということを知っておいてもらいたい。

僕は立場上、ステロイドを擁護するつもりは毛頭ないし、ステロイドをできる限り使わない治療を心がけている。それでも、なぜこのようなことを述べてきたかというと、あまりにもヒステリックなステロイド批判によって、逆に苦しんでいる患者さんたちが大勢いることも事実だから。アトピー性皮膚炎の治療となると、すぐに「ステロイド是か非か」という極論に終始し、アトピーは本来どうやって治すのかというもっと重要な問題を冷静に論ずる前に、話がおしまいになってしまうのだ。

この問題はもう少し深く掘り下げたいが、その前に、まずアトピーの起きる仕組みを、最新の研究結果を踏まえながらお話ししていこうと思う。

第3章　アトピーはもう難病じゃない！

アトピーと喘息と花粉症と

最近、花粉症患者がどんどん増えているけれど、彼らはまさか、花粉症がアトピー性皮膚炎と同じアレルギーの病気だとは夢にも思っていないようだ。ましてや喘息《ぜんそく》とも同じ類の病気だとは想像もしていないだろう。花粉症の患者さんは、喉元過ぎれば熱さを忘れるで、春先だけ苦しめば後は自然に収まってしまうから、アトピーや喘息を持っている人たちに対して、どこか他人ごとのような感覚を持っているのではないだろうか。

僕自身はといえば、確かにアトピー性皮膚炎は患っていない。けれども、立派にアレルギーの患者なのだ。古い機体の飛行機に乗るときなんか、ハウスダストやダニに対してアレルギーを持っているので、くしゃみが止まらなくなったり、体が痒くなってしまう。だから、病院内は当然のこと、自宅でもダニやハウスダスト対策は万全だ。よぶんなカーペットは敷かないし、タンスの上から部屋の隅々、エアコンまで、こまめに掃除をさせている。

何を言おうとしているかというと、体の中にアレルギーを持っている人は、その症状がたまたま鼻の粘膜に出ると花粉症やアレルギー性鼻炎、気道粘膜に出ると喘息、皮膚に出るとアトピー性皮膚炎になるだけのことで、根っこはみな同じ病気なのだということである。だから、ダニアレルギーの人が何かのきっかけで皮膚を掻き壊してしまったら、そこからアトピー性皮膚炎が発症しても何ら不思議ではないのだ。

だから、アレルギー性鼻炎対策マスク(花粉症用マスク)をしている人が、アトピー患者を見て、

「アトピー性皮膚炎ですか。大変ですねえ」

なんて気の毒そうにしゃべっていたとしたら、それはもう滑稽なお話以外のなにものでもない。

数え切れないほど多くの化学物質に囲まれている我々現代人、特に都会人は、すでに体の中にさまざまな有害物質を大量に取り込んでしまっている。水にも、食物にも、空気にも、すでに何らかの化学物質が入り込んでいる、あるいは混入されているから、多

かれ少なかれ、後述する免疫の異常をきたし、アレルギーゼロの状態でいることは難しい。都会人では相当の割合の人間が、何かに対してアレルギーを持っていると考えて間違いないのだ。

石原慎太郎東京都知事が、ディーゼル車から排出される粒子状物質（DEP＝ディーゼル・エグゾースト・パティキュレイツ）と窒素酸化物（NOx）が、大気だけでなく人体をも損ねているとして、ディーゼル車の規制を提唱し、2000年末に条例可決したけれども、これはまったくもって正解。コンビニの弁当やおにぎり、スナック菓子などに含まれている保存料や抗酸化剤、着色料などの種々の薬品のみならず、排気ガスなどの有害な微粒子までもが体内に入ってくれば、人間の体がおかしくなって当たり前だろう。

ある航空会社の機長をしていた友人がいるが、彼によれば、飛行機で出される機内食にはかなり凄い保存料が入っているらしい。何週間か前の機内食が、あるところからポロっと出てきたことがあったのだけれど、カビひとつ生えていなかったというのだ。これは怖い。何週間も常温で放置されながらカビが生えないというのは、たっぷりと薬づけにされているということ。変な言い方かもしれないけど、カビの生える食品のほうが安心な食物なのだ。

たとえばAという化学物質を使ってカビを殺しているとしたら、そのAを含む防腐剤は、動物に注射しても死ななかったとか、たくさん食べさせても平気だったとか、そういうエビデンス（科学的根拠）を元に厚生労働省が安全だと考え認可しているのであって、20年後や30年後、人体にどのような影響を与えるかまで、きちんと把握しているわけじゃない。

食品会社としては、商品にカビが生え食中毒でも起こしたら、以前の雪印のように袋だたきになるのが分かっているから、そうした防腐剤を使う。カビが生えないのがいい、腐らないのがいいというのは、日本人が短期的にしかものを見られない、考えられないという証拠だろう。目先の基準で食品を買うが、遠い将来のことはあまり考えていない、ということだ。

厚生労働省は、どこかの井戸水から有害物質が大量に検出されたり、ある食品添加物に発ガン性が認められたりすると、必ずといっていいほど「人体に直ちに影響があるとは言えない」という紋切り型の表現を使って責任逃れをするけれども、実はここに、大きな問題が存在する。すなわち、直ちに影響があるとは言えない物質を長年にわたって取り込んできたせいで、我々は免疫のバランスをすっかり狂わせてしまった可能性があるのだ。高齢者にはアレルギーを持つ人が少ないのに、その下の世代にこれほど花粉症が流行し、赤ん坊や幼児にアトピーが続出している状況は、まさに厚生労働省の見解の〝負の証明〟であろう。

さて、そのアレルギーについてであるが、これからそのメカニズムについて少し難しい話をしなければならない。多少読みにくかったり、理解しにくいところがあるかもしれないけれど、なるべくかみ砕いてお話しするつもりなので、どうかついてきていただきたい。

なぜなら、アレルギーの根本のメカニズムをきちんと押さえておけば、ステロイド剤の使用がいいとか悪いとか、この民間療法は効くのか効かないのかといった枝葉末節の議論から抜け出して、合理的な治療の道筋が見つけられるからである。

今までアトピーで悩み続けてきた人、誰の意見が正しいのか分からなくなっている人は、どうか最後まで読み通していただきたい。そうすれば、遠くにひと筋の光明が見えてくることをお約束します。

最新の研究から知るアレルギーの仕組み

白血球の一種にリンパ球という細胞がある。この名前は誰でも一度くらい聞いたことがあるだろう。外から入ってくる敵、ウイルスやばい菌をやっつけるのが白血球の役目なんだけど、その中心的役割を果たしているのがこのリンパ球なんだ。免疫の中枢を司っていて、他のもっと原始的な白血球、たとえばマクロファージと呼ばれる貪食《どんしょく》白血球に、

「おいお前、あそこにばい菌が入ってきたから、ちょっと行って食べてこい」

って命令するわけ。すると「ヘイッ」ってな感じで、何だか用心棒のようなマクロファージ細胞が出かけていって、ばい菌を食べて殺してしまうのである(貪食細胞)。

そのリンパ球はさらにT細胞とB細胞に分けられるんだけど、司令塔の役割をしているのがT細胞のほうで、B細胞はちょっと格下というか、T細胞の命令を受けて抗体(ミサイルのようなもの)を産生する働きをする。

で、T細胞はさらにまたヘルパーT細胞とサプレッサーT細胞に分かれていて、司令塔の中心ちゅうの中心なのがヘルパーT細胞のほう。じゃサプレッサーT細胞は何をするんだよ、と聞きたくなるだろうから一応説明しておくと、これはさっき言った用心棒のマクロファージと似たような働きをしていて、マクロファージが比較的大きいばい菌を攻撃するのに対して、もっと小さなウイルスなどを攻撃する。まあ、腕のいい殺し屋といったところか。

で、ここからがややこしくて恐縮なんだけど、そのヘルパーT細胞がまたふたつに分

かれていて、ひとつがヘルパーT細胞1《ワン》、もうひとつがヘルパーT細胞2《ツー》と呼ばれ、アレルギーにおいて中心的役割を果たしていることが分かってきている。さらに細かく分かれるという話もあるんだけど、少なくともアレルギーの学会が認める、ここまでは分かっていると言えるのがこのレベル。つまり、今の研究の最先端レベルなのだ。

ここまでをもういちど整理しておこう。ヘルパーT細胞1(以下Th1)、ヘルパーT細胞2(以下Th2)という最高司令官がふたりいて、その下に直属で腕のいい殺し屋・サプレッサーT細胞、その下には命令を受けて抗体を産生するミサイル部隊のようなB細胞、さらにその下にごつい用心棒のようなマクロファージ細胞がいっぱいいる、という仕組みになっている(次ページ図1参照)。

これは余談になるけれど、エイズって病気がなぜ怖いかといえば、HIV(Human Immunodeficiency Virus)すなわちヒト免疫不全ウイルスが、このヘルパーT細胞に感染し破壊してしまうから。つまり、人間の体の防衛システムの司令塔を特異的に壊すウイルスだから、他のウイルスと比べ恐ろしいわけ。だって人間の免疫は全部ここから指令が出るのに、その司令塔だけをピンポイント爆撃して壊すのだから、結果、患者は日《ひ》和見《よりみ》感染したり悪性腫瘍を併発したりして死んじゃうのだ。

さて、最高司令官であるTh1、Th2は、どっちが偉いということはなく、お互い

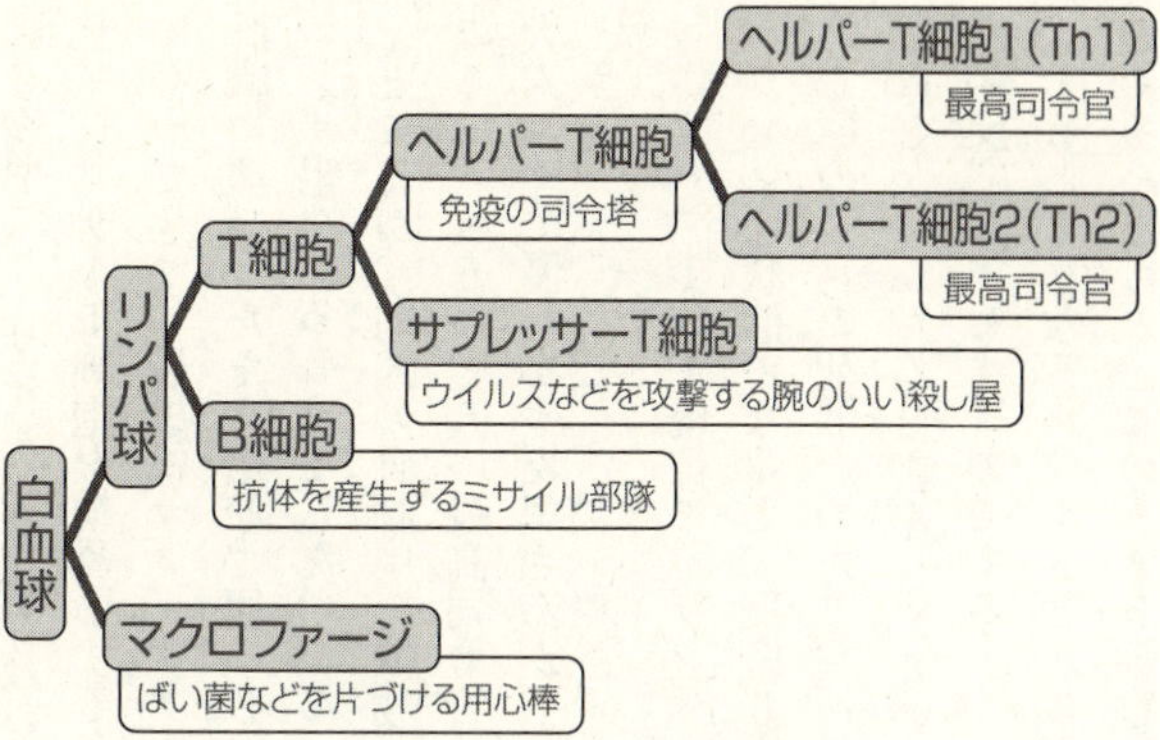

図1　白血球の仲間

に制御をかけながら共存している。つまり、Ｔｈ１が増えるとＴｈ２が化学伝達物質を出してＴｈ１のそれ以上の増殖を押さえ、逆にＴｈ２が増えるとＴｈ１がまた別の化学伝達物質を出してＴｈ２の増殖を押さえる、という関係になっている（これをネガティブ・フィードバックという）。

ただし、正常な免疫システムならば、普通はＴｈ１のほうが優位。Ｔｈ１を夫、Ｔｈ２を妻という夫婦にたとえれば、通常は亭主関白みたいな状態で、ウイルスとか細菌が体内に侵入してくると、Ｔｈ１がただちに戦闘命令を出し、その命令を受け取ったＢ細胞がＩｇＧやＩｇＡ、ＩｇＭといった抗体、つまり各種ミサイルを製造、ウイルスや細菌に向かって発射する（53ページ

図2参照)。ミサイル(抗体)はウイルスや細菌に特異的に反応するが、この状態ではサプレッサーT細胞を初めとする免疫も活性化され、それらがウイルスや細菌を攻撃しにやってきて、最後にマクロファージのような貪食細胞がウイルスや細菌の死骸を食べ、肝臓に運び、たたき壊して便にして、体外に排出しておしまい。ハイ、暴力団インフルエンザ組をやっつけました、なんて仕組みになっているのだ。

ところが、前述の食物中の薬物、空気、水などの汚染等によって免疫が異常な状態になると、もうひとりの最高司令官・Th2の力のほうが強くなる現象が起きる。今まで大人しくて優しかった奥さんが、これらの原因で急にヒステリー奥さんになっちゃうんだ。

つまり、Th1優位のバランスを保っているときはいいんだけど、Th2優位のアンバランスな状態になると、反応しなくてもいいものにまで反応してしまうのだ。それがある種のダニの死骸だったり、ハウスダストだったり、スギ花粉だったりするわけ。人間にとってふだんは害を与えない物質に、「大変、大変、敵が来たわっ!」とばかりに過剰反応してしまうのである。

するとどうなるか。Th2から指令が出ると、B細胞が例によってミサイルの生産を始めるんだけど、このときB細胞は、Th1から指令を受けたときとは別物のミサイルを作る。Th1からの指令では、IgG、IgA、IgMといったミサイルが作られるが、Th2からの指令では、それよりも少々扱いにくい、いわば小型核弾頭を積んだようなIgEというミサイルが作られるのだ。

このIgEミサイルはダニの死骸やハウスダストやスギ花粉に向かって発射され、それらに反応するのだが、Th1優位の場合と違うのは、それに引き続いてやって来るのが用心棒の貪食細胞ではなくて、アレルギー反応を増幅させる好酸球とか、痒みを惹き起こす肥満細胞だということだ（53ページ図3参照）。

特に肥満細胞は、自分の細胞の中に、ヒスタミンとかセロトニンといった痒みを惹き起こす物質をたくさん持っていて、IgEとくっつくと爆発して弾け、ヒスタミンとかセロトニンをそこら中にばらまくから、もう痒くなるわ咳は止まらないわという事態になってしまうのである。いわば日の丸特攻隊で、小型核弾頭つきミサイルによって、侵略してきた敵も死ぬけど、自国の街もやられ、あたり一面焼け野原みたいな感じになる。確かにダニの死骸やスギ花粉は体内に入ってこれないけど、自分自身が受けるダメージも計り知れないほど大きいのだ。

普通はこんなことが起こらない仕組みになっているのだが、Th2優位にシフトすると、こうした現象が起きてくるわけ。これがアレルギー発症の根本的なメカニズムなのである。だから「アレルギーとは何か」という試験問題が出たとしたら、「ヘルパーT細胞2が、ヘルパーT細胞1に比べ優位になった状態」と答えれば合格だ。

さて、飲み込みの早い人ならもう想像がつくだろうが、ダニの死骸やハウスダストや花粉が人の体のどこにやって来るかといえば、皮膚か気道粘膜か鼻粘膜かのいずれか。そのどこで小型核弾頭ミサイルが爆発するかによって、アトピーになるか、喘息になるか、花粉症になるかが決まってくるということなのだ。

なぜ「かかあ天下」になってしまうのか

ここまでの話、お分かりいただけただろうか。ではなぜ、Th2が強くなってTh1とTh2のバランスが崩れてしまうのだろう。

まずひとつには「遺伝的な素因」というものがある。実は遺伝的に、Th2がもともと強い人がいる。これが昔からアレルギーの家系なんていわれていたもので、今から20～30年前までは、アトピー性皮膚炎を診断するとき、

「あなたのお父さんかお母さんか兄弟親戚に、アトピーか喘息かアレルギー性鼻炎の人がいます？」

なんて問診を必ずした。で、ひとりもいなければ、それはアトピーとは呼べなかった。

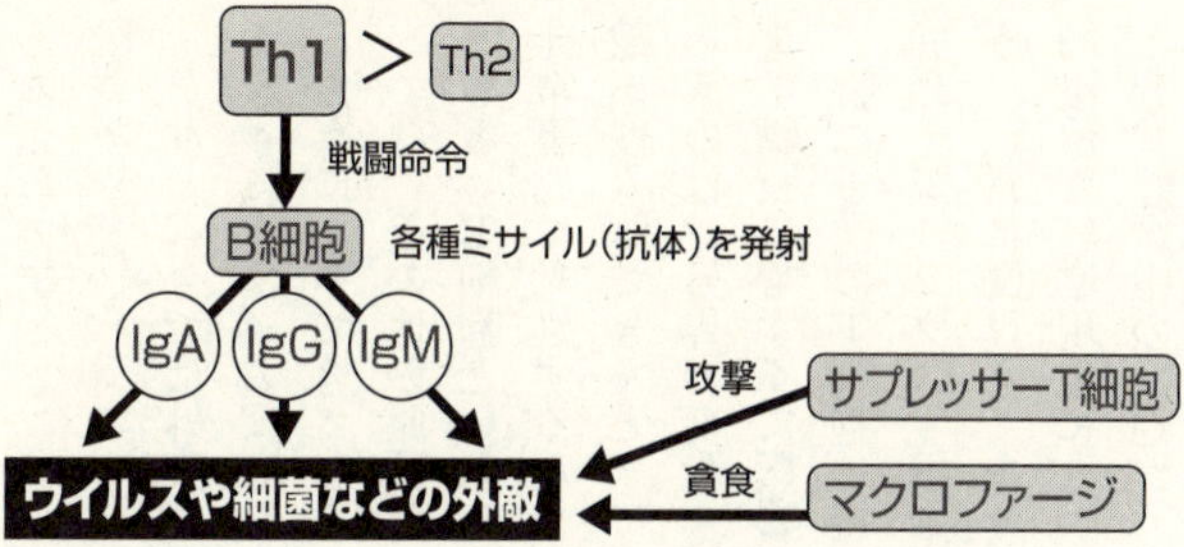

Th1が優位の正常な状態では、B細胞がIgA、IgG、IgMなどのミサイルを発射して細菌やウイルスを特異的に攻撃する。さらにサプレッサーT細胞も活性化して、細菌やウイルスは最後にはマクロファージに食べられ、きれいに掃除されてしまう。

図2　Th1優位の正常な免疫反応

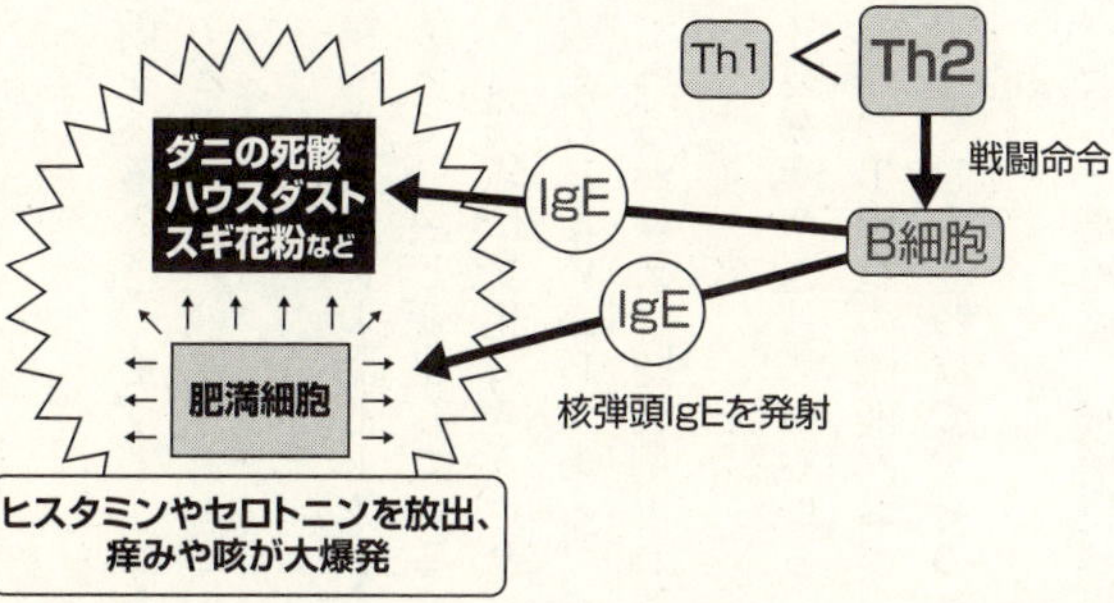

Th2が優位のアレルギー状態では、ダニの死骸やハウスダストやスギ花粉など、ふつう人間に害を与えない物質にも過剰に反応する。つまりダニを攻撃するだけでなく、いわば自国の街までをも核弾頭ミサイルで焼け野原にしてしまうのだ。

図3　Th2優位のアレルギーの免疫反応

そのぐらいアトピーとは遺伝性の疾患だと考えられていたのである(今でも思っている医者がいるけど……)。

だけど、今では外来患者さんのアトピー診断をするとき、必ずしも家族歴は重要でなくなってきた。お父さんにもお母さんにもアトピーがないのに、アトピーの子が生まれるようになってきてしまったから。

では、その他の原因は何かというと、まず第一に、前にお話しした「食べ物」の問題である。T細胞というのは実はいつもすごい勢いで分裂し変化している。それは新しい非常事態に対処するためだ。いつでもいろいろな部隊に変化できなければ、見知らぬ外敵が侵入してきたときに、すぐに臨戦態勢を整えられないからである。つまりT細胞というのは、外界の変化を敏感に認識する細胞であるがゆえ、防腐剤とか添加物といった化学物質にもすぐに影響を受けてしまう。

特に子供のT細胞は極めて敏感で、絶えず分裂を繰り返しているから、毎日コンビニ弁当やジャンクフードなんか食べていると、当然、T細胞の機能がおかしくなってしまう。正常に働けなくなり、あらぬ方向に走り出してしまうわけで、そのひとつがTh2の優位という現象になって現れてくる。

昔、妊娠中の女性がサリドマイドという薬を飲んだために、奇形児が生まれるという悲惨な事件があった。ところが現在、一見健康そうに生まれてきたのに、実は体の奥底、つまり免疫に機能的な障害がある子供たちが増えてきているのだ。これはサリドマイド事件にも増して怖いことだとは思わないか。僕も自分の娘には、コンビニの弁当なんかなるべく食べるなよ、スーパーで食品を買うときには裏を見て添加物がいっぱい入ってないかどうか確かめるんだぞ、と言ってはいるのだが……。

こうした体の異変は、おそらく新しい遺伝的な素因として、次の世代そしてその次の世代へと受け継がれていってしまうものなのだ。だから、妊娠しているときに限らず、小さいときからなるべく安全性の知れない化学物質を摂らないように社会全体で考えていかなくてはならないのだが、そんな当然なことが、手間やお金がかかるということで、この日本ではなかなか進まない。ヨーロッパやアメリカの現状から見れば、周回遅れの状態なのである。

「環境」の問題も忘れてはならない。つまり、水であり大気のことを言っているのだが、たとえば東京近郊の水というのは取水する時点ですでにかなり汚染されているから、塩素などの消毒剤をぶち込まなければとても飲めないしろもので、言わずもがな化学物質がいっぱい入っている。空気に関しても、さきほど触れたディーゼルエンジンの排気ガスに含まれている微粒子(DEP)、NOxなどが、同じように間違いなく人間の免疫に影響を与えている。

「活性酸素」の問題もある。これはストレスでも日焼けでも生じるんだけど、活性酸素が体内で増えるといろいろな組織が傷害されるだけでなく、Ｔｈ１、Ｔｈ２のバランスにも変化を与える可能性のあることが分かってきている。

そのほか「神経性の因子」もまたＴｈ１、Ｔｈ２のバランスに影響を与えることがある。たとえば、いつもストレスでイライラしていると、Ｔｈ１、Ｔｈ２のアンバランスを引き起こす。

それから、これはよく耳にするから知っていると思うけど、「ホルモン」の異常も免疫に大きな影響を与える。ダイオキシンや環境ホルモンなども、Ｔｈ１、Ｔｈ２のアンバランスにひと役買っている。

こうしたさまざまな因子は、昔は存在しなかったものがほとんどで、老人にアトピーや花粉症が少ないことを考えれば（老人ではもはやT細胞の分裂が盛んではないので、今さらこれらにさらされても免疫状態はそれほど変わりえない）、こうした複合的な原因によってアレルギーが急増しているのは自明である。現代人、特に都会の人間の免疫は、「直ちに健康に影響は与えない」物質によってどんどん狂わされているのだ。

アトピーが発症する条件

しかし、アレルギーがあること（Th2がTh1に比べ異常に増えた状態）と、アトピーが発症することとは少し次元の違う問題である。たとえアレルギーを抱えていても、それだけで即アトピーになるわけではなく、その上にさらにある条件が重なったときアトピーになるのだ。その条件とは何かをここでお話ししよう。

まず、皮膚の一番重要な役割は何かというと、一種のバリアであるということができる。皮膚は外から敵が入ってこないように、体全体を覆い保護している器官なのだ。皮膚には前述したように、一番上に表皮という細胞層が、その下に真皮が、さらにその下に脂肪組織がある。表皮の上にはさらに角質層（ないし角層）という特殊な層が乗っている。角質層は表皮の一部で、アトピーにおいては大変重要な役割を果たしている。

角質層は肉眼ではちょっと透明感のある組織で、主にカルシウムとセラミド、スクアレンと呼ばれる皮脂でできている。一種の脂肪分だと考えて欲しい。この皮脂が生まれつき少ないとバリア機能が弱く、ダニとかハウスダストといったアレルゲンが表皮の免疫細胞と反応しやすくなって、アトピー発症の引き金を引くのだ。よく乾燥肌なんていわれる人がこれに当たる。

これは何も遺伝的素因に限らず、日焼けしすぎたり、消毒薬を使いすぎたり、薬用石けんなんかで皮膚を何度も洗ったりすると、こういう状態が惹き起こされる。また、セラミドとかスクアレンといった表面の脂質に前述の活性酸素がくっつくと、皮膚のバリア機能が失われ、アトピーを発症しやすくなる。

もちろん、乾布摩擦とか一時はやった垢すりなどをすれば、皮脂が損なわれてしまうのは自明の理。きれい好きの日本人は、ナイロンタオルや軽石なんかで皮膚をゴシゴシ擦ったりするけど、あれは皮膚のバリアを自分で壊しているも同然で、アトピー患者にとっては自殺行為に等しい。

こうした注意点は、また後の章でまとめてお話しするとして、じゃあ皮膚のバリア機能が低下するとなぜアトピーが発症するのだろうか。

実は人間の皮膚（表皮）には、ランゲルハンス細胞という樹枝状の細胞がある。何をしているかというと、外界から敵が侵入してこないか常に見張っているのだ。

たとえば、ダニの死骸などのアレルゲンが皮膚にくっついて侵入しそうになると、このランゲルハンス細胞はそのアレルゲンの情報を持って、すうっと皮膚から離れ、血管やリンパ管の中に入って、リンパ節などにいるT細胞にアクセスする。まるで忍者みたいなすごい細胞なのだ。で、

「大変です、大変です。ダニが来ました。ダニが来ました」

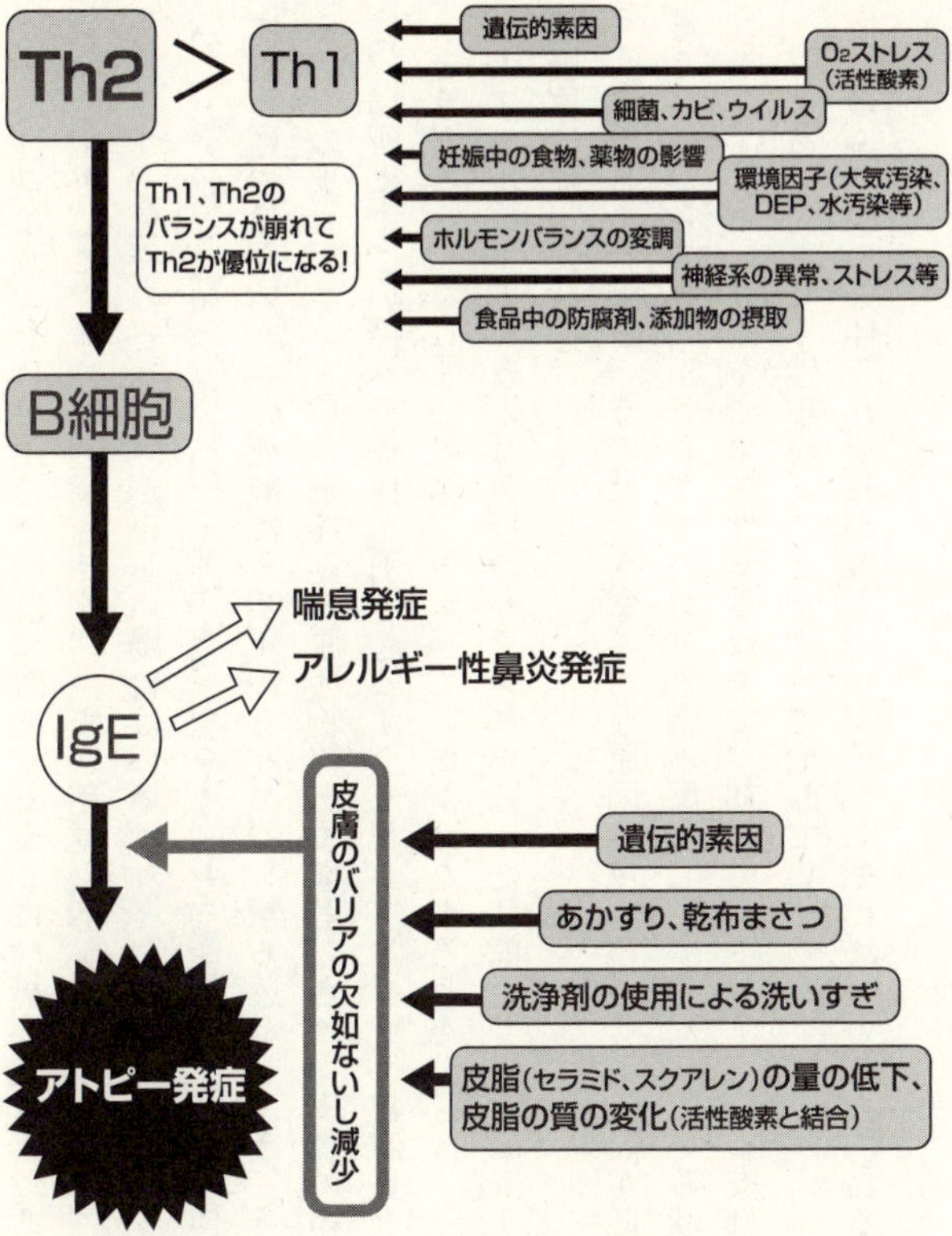

種々の要因によってTh1、Th2のバランスが崩れてTh2が優位になるとアレルギーが発症し、IgEが体の中に多くなる。そこに皮膚のバリア機能の低下が加わると、アトピーが発症する。

図4　最新のアトピー発症メカニズム

とご注進に及ぶわけ。すると、前に説明したように、最高司令官であるT細胞が直ちに命令を下して、ダニを迎撃させる。つまり免疫反応が起こるわけだ。

ここで、免疫のバランスが正しい場合はいいけれど、Th2優位にシフトしていると(53ページ図3参照)、核弾頭ミサイルであるIgEを産生し、人間の体に大した悪さをするわけではないダニの死骸にミサイルをバンバン撃ち込んじゃう。その結果、ヒスタミンだのセロトニンといった痒みの原因物質がまき散らされ、皮膚の組織が大損傷を受け、局所にすごい痒みや炎症を引き起こす。これがアトピー性皮膚炎なのである。

どうだろう。ここまでの話、分かっていただけただろうか。

①アレルギーというのは免疫のバランスが狂った状態。つまりTh1に対してTh2が優位になった状態。

②アトピー素因というのは、さまざまな原因で皮膚のバリア機能が低下した状態。つまり外部からの異物がランゲルハンス細胞と反応しやすくなっている状態。

この①②というふたつの条件が重なって、初めてアトピー性皮膚炎は発症するのだ。

じゃあ、アトピー性皮膚炎はどうやって治していくのか。

このふたつの条件それぞれからアプローチしてやればいいことになる。

第4章　理屈と常識で分かるアトピー治療法

ステロイド、これだけ分かれば怖くない

アレルギーとアトピー発症のメカニズムについて、大体のことを頭に入れてくれたと思うから、そろそろこのあたりで副腎皮質ステロイド剤のお話をしようと思う。本当はステロイドの問題にあまり多くを費やしたくはないのだが（今までさんざん議論されてきたし、その手の本とは一線を画したい本なので）、これだけ多くの人が苦しみ、マスコミでも事あるごとに取り上げられている以上、やはり避けては通れないだろう。

前にもお話ししたが、副腎というのは腎臓の上に乗っている小さな臓器で、大きく分けると髄質と皮質とに分けられる。

髄質というのは、怒ったときとか恐怖を感じたとき、ストレスを感じたときに、アド

レナリンやノルアドレナリンといった物質を出して、血圧を上昇させたり血管を収縮させ、自分の体を守る役目をしている。

もう一方の皮質は、いわゆる副腎皮質ステロイドホルモンというのを出す。これはグルココルチコイドというのと、ミネラルコルチコイドというふたつのホルモンから成っている。まあ、こんな小難しい名前を覚える必要はないから、ざっと読み流して欲しいのだが、ミネラルコルチコイドは、要するにミネラル、つまりナトリウムとかカリウムといった生体にとってとても重要な陽イオンをコントロールするホルモンで、問題となっているのはもうひとつのグルココルチコイドのほう。

このグルココルチコイドを体外で合成し、効き目を何十倍にも強くしたものが合成副腎皮質ステロイドホルモン剤、いわゆるステロイド剤と呼ばれるものなのだ。

では、そもそもステロイドホルモンはどんな働きをするのかというと、まず第一に「抗炎症作用」がある。人間は恐怖や興奮などで極度のピンチに陥ると、ちょっとやそっとの痛みなんか感じなくなるけれども、これはステロイドホルモンが、それらによって惹き起こされる炎症を急速に鎮めてくれるから。だから、大火傷を負って死にそうな人に、強力なステロイド剤をガツンと打つと、一気に息を吹き返すのだ。火傷以外にも、薬疹《やくしん》で皮膚がズルズルに剝《む》けた人や、ひどいリウマチの患者さんに打つと、大きな治療効果がある。僕も今までにステロイド剤の投与で何人もの人を生き返らせた経験があるけど、そういう意味でとても必要な薬。もちろんアトピー性皮膚炎にも大きな効果がある。

第二の重要な働きとして、「免疫抑制作用」が挙げられる。その名の通り、人間の免疫機構をすべて抑えこんじゃうのだ。するとどうなるかというと、もうお分かりだと思うけど、アトピーの症状も当然良くなる。だってT細胞のひとつであるTh2も抑制されるし、B細胞の作るよけいなIgE、つまり小型核弾頭付きミサイルも作られなくなるからだ。さらに、T細胞に敵が来たことを知らせアトピー性皮膚炎の最初の引き金を引くランゲルハンス細胞の働きも抑制する。

このふたつの働きがあるから、アトピーの治療にステロイド剤を使用してきたわけだが、問題は第2章でも触れたように、ステロイド剤の副作用にある。しかし、何度も言うように、ステロイド剤を使ったからといって直ちに副作用が出るわけではなく、

「どの程度の強さのものを、どのぐらいの期間使ったか」

というのが常に重要な問題となってくる。繰り返しになるが、強い、あるいは大量のステロイド剤を使っても、短期間で使用を中止すれば副作用はほとんど出ないし、ごく弱い、あるいは少量のステロイド剤であっても、長期間ダラダラと使っていれば副作用が出てしまうのだ。

つまり、「強さ」と「期間」と、外用剤（塗り薬）の場合はそれに加え「使う部位」の三つの条件を考えることなしに、ただステロイド剤を使った使われたなどと騒いでもまったく意味がないし、その医師のおこなった治療を否定も肯定もできないのである。

しかし長く使えば使うほど副作用の出る可能性が増してくることは事実なのだから、なるべく短期間で使用を中止するに越したことはない。大事な薬ではあるけれど、ダラダラと使う薬ではないのだ。

そうしないと、前にも述べたように、むくみや副腎の萎縮が起こったり、中心性肥満という、手足が細くなって顔とかお腹にポテッと肉がついたような体型になったり（顔が満月状に膨張した状態を特にムーンフェイスという）、骨粗鬆症《こつそしょうしょう》になって骨がもろくなったり、糖尿病を惹き起こしたり、血管がもろくなったりと、体の各所にいろいろな副作用が出てきてしまう（ただしこれらは全身投与の場合で、外用剤の副作用については第2章で述べた通り）。

副作用というのはそうした内的なものだけではなく、外からのウイルスや細菌の感染に対する抵抗力も弱くしてしまう。体の免疫機能をすべて抑え込んでしまうわけだから、日和見感染という恐ろしい事態を招いてしまうことになり、ふだんだったら簡単に排除できるような弱毒の菌やウイルスやカビ、たとえばカンジダとかＭＲＳＡ（メチシリン耐性黄色ブドウ球菌という、最近抗生物質の乱用のため問題となっている、免疫不全の患者さんを死に追いやることもある細菌）などが体内にはびこってしまうのだ。

すると、おのずと結論が導き出されると思うのだが、アトピー患者に対しステロイド剤は、ひと言で言えば、

「急性の炎症症状に対して、緊急避難的に火を消す」

という目的以外には使ってはいけないということになる。

どういうことかというと、アトピーがひどくなり過ぎて、皮膚がジュクジュクになって汁が出て、ひどい火傷みたいになっている子供がいるとする。そんな状態の皮膚を放っておけば、ばい菌がついてとびひが起こったり、ヘルペスウイルスがついたりして、二次災害が起こりやすく、どんどん被害が拡大する一方なのだ。こんなの痛くて寝られないよ。洋服を着たり脱いだりするんだって、泣き叫びながら何時間もかけて、親のほうも泣きながら着替えさせてあげたりしているような状態。

そんな症状を取り除くために、つまり「抗炎症作用」を期待して、一時的にステロイド剤を使うのは有効な使い方だし、そうした緊急時には、アトピーでは通常やるべきではないステロイド剤の内服療法だっておこなうべきだと思う。僕もまれにだが使うことがある。そして1週間とか2週間かけて、症状が収まってきたのを見計らって減量しな

がら止めてしまう。そうすれば副作用はほとんど起こらないし、リバウンドもやって来ない。

つまり、ステロイド剤というのは、少なくともアトピーに関しては、急性の炎症症状を取るために使う薬。「抗炎症作用」を期待して使う薬なのだ。言い換えれば、「ステロイド剤は対症療法に用いる薬であり、症状を維持する目的で長期間ダラダラと使い続ける薬ではない」

ということを頭に叩きこんでおいて欲しい。

ところが、悲しいかな世の中にはそう考えない医者も多い。ステロイド剤を「抗炎症作用」だけではなく、

「『免疫抑制作用』のほうも期待して使っている医者」

というのが少なからず存在する。さっきも言ったけど、免疫システム全体に抑制がかかるわけだから、当然アトピーの症状も良くなる。だから、つい効くからと重症の患者さんにズルズルダラダラ投与し続け、また患者さんのほうでも良くなるからステロイド剤を欲しがるという事情もあって、結局患者さんに副作用を起こさせてしまう医者が出てきてしまうのだ。

なぜなら、大火傷を負った患者さんと違って、先にも述べた通り、アトピーは慢性の

免疫系の変調による疾患だから、火傷の患者さんみたいに、大量投与してパッとやめればそれでおしまいというわけにはいかない。大量投与して一時良くなったからといって、原因を取り除かなくてはアトピーが完治するわけではないのである。つまり免疫抑制をかけてもアトピーの根本原因（ダニやハウスダストなどに対するアレルギーそのもの）が取り除かれなければ、ステロイド剤の使用の中止と同時に、また元の悪い状態に戻ってしまう。根本原因を取り除く努力をしない医者は、一時良くなったアトピーの状態がまたひどくならないよう、さらにステロイド剤を投与し続けてしまうわけだ。つまり、「細菌感染が原因で肺炎を起こし高熱を出しているのに、細菌という根本原因を取り除こうとしないで、解熱剤ばかりをずっと与え続けている治療法」とでも言ったら分かりやすいだろうか。昨今報告されているライ症候群（インフルエンザ罹患時にアスピリン等の消炎鎮痛剤を頻用することで生じる脳症に代表される症候群）等では、解熱剤の副作用が問題視されているわけだけど、アトピーでも、それと同じようなことを繰り返している勉強不足で怠慢な医者がたくさんいるってわけ。

「ステロイド剤は、『免疫抑制作用』までも期待して長期間使ってはいけない薬」ということも、また頭に叩きこんでおこう。

さて、繰り返しになるけれども、ここはとても重要なポイントだから、最後にもういちど整理しておくことにしたい。

ステロイド剤には①「抗炎症作用」と②「免疫抑制作用」というふたつの働きがある。①の「抗炎症作用」は、文字通りひどい炎症を抑える効果があり、これは短期間の使用に限られる。

②の「免疫抑制作用」は、免疫全体の働きを抑制するから、その結果としてアトピーも良くなるが、長期にわたれば副作用も多く、使用を止めればその効果はなくなるのだから、アレルギーの根本的な治療薬として使うべきではない。よって、「ステロイド剤は、基本的には『抗炎症作用』の目的にだけ用いて、『免疫抑制作用』を期待して使わない」。

すべての医者がこれさえ理解していれば、多くの悲劇は防げたはずだ。そして、さまざまなステロイド論争も、根本的にはこれで解決がつくはずなのである。では、ステロイド剤を緊急事態、ひどい炎症のときだけ使ったとして、その後はどうしたら良いのだろうか。

アレルギーを鎮め、アトピーの原因を取り除く

重症のアトピー患者に内服ステロイドを使うような事態は、僕のところでもそうたびたびあるわけではないけれど、それでも急を要する場合には、使わざるを得ないこともある。もちろん、1週間後とか2週間後に使用を止めるという基本方針のもとでのことだけれど。そして症状が改善してきたら減量し、さらに内服を中止し、それまで使用していたステロイドの軟膏のみとし、それもどんどんと弱いものにしていって、なるべく早くステロイドそのものの使用を中止していく。

ところが、症状が改善したからといってただステロイドの使用を止めるというのでは、アトピーの原因が取り除かれていないわけだから、いずれ再発して症状がぶり返してくるのは必至。ステロイドで対症療法をしている間に、何か他の手を打たなければいけないことはもうお分かりの通りだ。

そう。第3章で、アレルギーの仕組みについておおよそ理解して頂けたと思うが、その人のアレルギーの原因となっている物質が何かをきちんと検査して探し出し、それを取り除いてやる作業が必要なのだ。ダニならダニ、ハウスダストならハウスダストを、その患者さんの周辺からなるべく遠ざけてやる作業を始めなければならない。

これには患者さん自身の協力が必要で、患者さんがまだ小さい子供なら、お母さんなど家族の力を借りなければならない。布団を抗ダニ仕様に替えたり、カーペットをはずしてフローリングにすることでダニの温床をなくしたり、空気清浄器をつけたり、さまざまな化学物質を排除したり……そうした患者さんの家族ぐるみの協力でアレルギーの原因物質が減れば、アレルギー反応が少なくなるように生活環境を整えていくわけ。アレルギーの原因物質が減れば、その分アトピーの症状が当然改善される。

けれども、これだけでは十分ではない。アレルギーの原因物質を取り除けば、その分アトピーの症状が軽くなることは確かなのだが、100パーセント取り除くことは現実問題として不可能で、3分の1、4分の1にするだけでもひと苦労なのだ。重症のアトピー患者が1日でも早く社会復帰できるようにするためには、さらに積極的な治療方法を取り入れることが必要となってくる。すなわち、「抗アレルギー剤の内服」という方法である。

こう書くと、すぐに、

「薬を飲むなんていやだ。なんとなく副作用が強そうだ」

という声が聞こえてきそうだが、これはまったくの誤解。ステロイドを内服するのとはわけが違う。抗アレルギー剤に副作用がまったくないとはいえないが、ほとんど問題のないレベルである。だって、抗アレルギー剤というのは、薬疹を治すときに使う薬なんだから。

もちろん、10万人にひとりといった頻度では、出ることもある。でも、それを言ったら、風邪薬とか消炎鎮痛剤のほうがはるかに副作用の出る頻度も高く、それもスティーブンス・ジョンソン症候群といわれる、皮膚や粘膜がズルズルに剝けてしまう重症型の報告が多い。そうした薬と一緒くたに副作用を論じるのがそもそも間違いなのだ。胃薬にだって副作用はある。漢方薬は安全だという錯覚があるが、薬疹の出現頻度は決して低くはない。栄養補助食品やドリンク剤で重体になる人だっているのである。一晩中寝られなくて服を着替えるときにも泣き叫ぶような状態と、極めて稀なうえ軽微な副作用しかない薬の服用のどちらを取るというのだろうか。

どうしてそういった誤解が生まれたのかというと、大昔の医学的常識に縛られた内科のおジイちゃん先生なんかの中に、「皮膚科なんてのは軟膏かなんかをベタベタ塗っときゃいいんだ、飲み薬なんて飲ませる皮膚科になんか行っちゃいかん」なんてとんでもないことを言う先生がいまだにいるけど、そうした、ただ単に「飲み薬だから塗り薬よりも強い」という間違った常識が、一般人の間にも存在するからだと思う。

でも、50年も前にはもちろんアトピーもなかったし、そのころの知識では、はっきり言ってアトピーを治せるはずがないことに気づいて欲しい。

さて、アレルギーというのは、ひとつの原因物質の反応で単純に惹き起こされるものではなく、いろいろな体内物質が複雑に反応して起こるものだ。たとえば体内のAという物質がダニやハウスダストの侵入によってA'に変化したとする。そのA'が次の反応を促進するわけなんだけど、A'がBという化学伝達物質をB'に変化させる。BがB'に変わると、そのB'がCをC'に変化させる――こういった反応を「アレルギーのカスケード反応」という。カスケードとは滝のことで、滝が流れ落ちるように次々と体の内部で化学反応が起きていくわけ。この滝の流れをどこかで止めてやれば、炎症とか痒みといった反応もなくなるだろうという考えの下に、抗アレルギー剤が開発されたのだ（次ページ図5参照）。

いちばん古い抗アレルギー剤は、何十年も前に出た「抗ヒスタミン剤」と呼ばれるじんましんの薬だ。第3章で、肥満細胞がＩｇＥというミサイルにくっついて爆発し、ヒスタミンやセロトニンといった物質をまき散らす、と言ったのを覚えているだろうか。その痒みの原因となるヒスタミンの働きをブロックするのが抗ヒスタミン剤なのだ。けれども、アレルギーは滝のような一連の流れの反応だから、ヒスタミンひとつだけをブロックしてみても効果が薄い。よほどの量を飲まないと痒みは止まらず、それだけでは効果に限界があるし、眠気などの副作用も出やすい。それより、滝の流れのいろんなところで、たとえば3カ所ぐらいでブロックしてやったほうが、滝の水の流れを止めやすいし、副作用も出にくい。それが「抗アレルギー剤」を使う基本的な考え方なのだ。

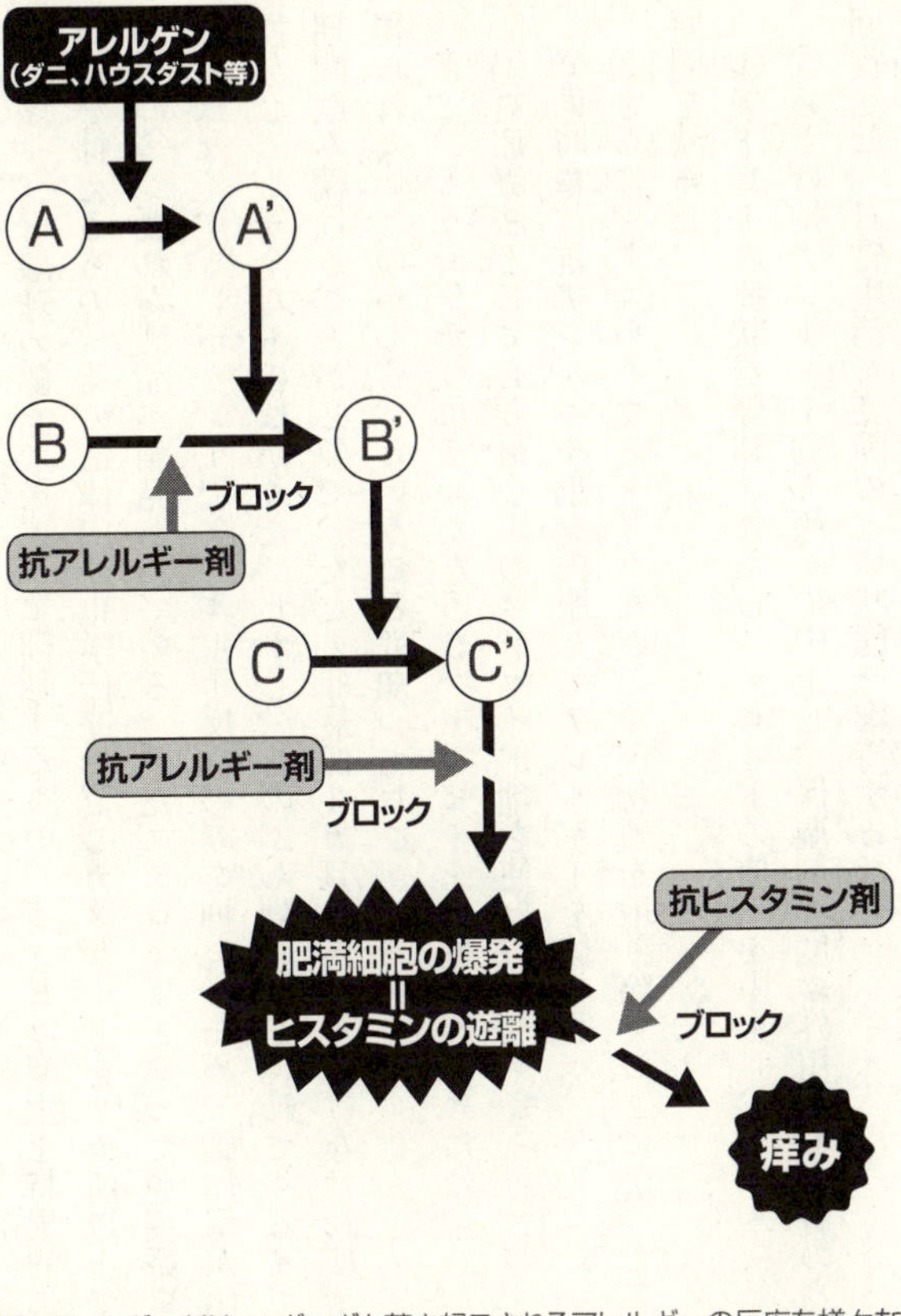

内服抗アレルギー剤は、つぎつぎと惹き起こされるアレルギーの反応を様々なポイントで特異的にブロックできるため、副作用も少なく、痒みや炎症が抑えられる。

図5　アレルギーのカスケード反応と
抗アレルギー剤が作用するポイント

最近の抗アレルギー剤は、副作用がかなり軽減されてきている。眠気を起こさないものも多く、好酸球の働き（後述）を抑制するもの、ＩgＥの産生を特異的に減らすもの、痒みを抑えるもの、その他体内の化学伝達物質のカスケードを2カ所以上でブロックするもの等、優れた製品が開発されている。またステロイドと違って免疫系全体を抑えるのではなく、ピンポイントでアレルギー反応のみを抑えるため、副作用が出ず、長期間投与しても安全なものばかりだ。しかし、そのぶん効き目が現れてくるまで、ある一定期間飲み続けることが必要で、たとえば最低3カ月とか半年続けなければ十分な効果が得られないものがある、ということも知っておこう。

さて、もうお分かりになっただろう。アトピーを治療するためには、

①対症療法として必要最小限のステロイド剤を使い、

②同時に、抗アレルギー剤を内服してアレルギーを鎮め、

③さらに、ダニやハウスダストなどの原因物質を取り除くことによってアレルギーの原因を減らし、

④アトピーの症状が緩和されたらステロイドの使用を中止し、

⑤あとは抗アレルギー剤も徐々に中止し、保湿剤程度の外用薬で皮膚のバリア機能を回復させ、日常生活に支障のない状態を維持する。

アトピーの治療はこれが最善であり、これでアトピーは確実に良くなる。少なくとも、アトピーを患っていない一般の人たちと比べてもまったく遜色のない社会生活を送れるようになる。

今までの話がまだよく飲み込めない人は、第3章とこの第4章をもういちど読み返して欲しい。アレルギーはなぜ発症し、アトピーはなぜ起こるのか。だからそれらにどうやって対処していくのが正しいのか。この筋道を理屈としてきちんと押さえておけば、間違った情報に左右されることはない。ヤブ医者に引っかかることもない。金儲けだけの民間療法に惑わされることもない。ステロイド是か非かといった、究極の選択のような意味のない議論に巻き込まれることもない。

アトピーという病気はもうこんなに解明されているのだから、これを正しく把握し、正しく対処すること。それさえできれば、もうアトピーは、決して難病でもなんでもないのだ。

ステロイドは諸刃の剣

この一節は余談である。アトピーをどうやって治していくかにはあまり関係がない。でも、どうしても話しておきたくて、敢えてページを割いた。どうしてもアトピー患者の、いや一般の方々の心の片隅に置いておいて欲しい話なのである。

この章の初めにリウマチという言葉が出てきた。これはどういう病気かというと、体の免疫システムに異常をきたすところまではアトピーと似ているのだが、自分の免疫が自分の臓器を外敵と認識して攻撃してしまうという点が大きく異なる。

リウマチ（正しくは慢性関節リウマチ）というのは「膠原病」として大きく括られる病気の中のひとつで、関節に強く症状が現れるもののことを特にこう呼ぶ。膠原病はその他、皮膚筋炎やエリテマトーデスなど六つに分類されている。この膠原病と呼ばれるものはすべて、自分の内臓つまり肝臓や肺、血管、筋肉、関節などを、自分ではなく外敵だと思い込んで自ら攻撃してしまう病気なのである。

自己免疫性疾患の一種で、言わば自国の軍隊の戦車が、自国の宮殿を攻撃して破壊してしまうようなイメージだ。慢性関節リウマチのように、関節だけで症状が収まっていてくれるならまだいいのだが、内臓まで攻撃してしまうような場合は生死にかかわる。

そこで登場したのがステロイド剤なのだ。

ステロイド剤には「抗炎症作用」と「免疫抑制作用」という大きなふたつの働きがあることは、もう口を酸っぱくするほど繰り返してきたけれども、このふたつの働きが膠原病を鎮めるのに大きな効果があるのだ。なぜなら、全身に起きた炎症を抑えてくれるし、免疫全体に抑制をかけてくれるから。自国の宮殿を破壊する戦車の数を減らすことができるってわけ。

膠原病の場合、なぜそんな病気にかかるのか、どうやったら治すことができるのか、まだよく分かっていないのが現状だ。だから、他に薬がない。アトピーの場合は病気のメカニズムが解明され、抗アレルギー剤と生活改善を組み合わせて良くしていくことが可能だけれど、重症の膠原病で確実な治療といえば、ステロイド剤しかないのだ。大量のステロイド剤を一気に投与して症状を改善し、また期間を空けて大量に投与するなどの方法をとり、とにかく自分の免疫にストップをかけなければならない。自分の免疫に攻撃中止命令を出さなければならないのだ。痛い痛いと叫びながら必死に我慢し、数カ月置きの治療を受け続けるなんてざらにあることなのだ。当然、ステロイドの副作用は如実に現れる。ムーンフェイスに代表される中心性肥満しかり、浮腫しかり、骨の脆弱化しかり、日和見感染しかり、糖尿病しかり……。

けれども彼らはステロイド剤を止められない。たまたま稀に快方に向かうこともあるが、そんな幸運がやってこない限り一生通院や入退院を繰り返し、ステロイド剤を飲み続けることになるのだ。だって命にかかわるのだから。使用を中止することは死を意味する。いつかアメリカかどこかで特効薬が発明されないかと、はかない希望を抱きながら生きていくしかない。残酷だけど、それが今の医学の限界なのだ。

もちろん彼らは、自分がなぜそんな病気にかかってしまったのか、どうしたらいいかを必死に勉強する。医師に尋ね、本を読み、同じ病気を持つ患者さんに聞き、少しでも良いと思われることを試してみる。そして、ステロイド剤にどのような副作用があるのか痛いほどよく理解するのだ。

その患者さんたちに対して、

「ステロイドほど怖い薬はない」

と言ったら、どんな気持ちがするだろう。

全国のたくさんの人間が見ている『ニュースステーション』のような番組で、ステロイド剤の必要性を説くことなく、副作用の面だけを強調して報道すれば、膠原病の患者さんやその家族はどんな印象を受けるだろう。久米宏は所沢のダイオキシン野菜報道については謝罪したけれども、ステロイドについての誤った見解を撤回したという話は聞かない。

『ニュースステーション』だけではない。いろいろな週刊誌や新聞が、よってたかってステロイド狩りのような記事を繰り返し載せた。膠原病の患者さんはそれを目にするたび、いたたまれなかったに違いない。悲しくてやるせなくて、隠れて泣いていたに違いない。そんな怖い薬を使い続けなければならない病気にかかってしまったことに対して、なぜ、どうしてと、答えの出ない自問を繰り返していたに違いない。そして、そんな絶望的な状況の下、彼らはそれでもステロイド剤を使い続けざるを得なかったのである。

アトピーの患者さんたちが今まで悲惨な目に遭ってきたことは重々承知している。僕もそうした患者さんたちに何千人も何万人も接してきた。経験の乏しい医者や勉強不足の医者、やる気のない医者や金儲け目的の医者、そんなヤブ医者たちに散々な目に遭わされた患者さんたちが気の毒でならない。でも、世の中にはもっとひどい病気で苦しんでいる人が大勢いるということも忘れないで欲しい。彼らにとって、ステロイドは決して捨て去ることのできない諸刃の剣なのだ。

どうしてもそれだけは言っておきたくて、これを書いた。

第5章　間違いだらけの医者選び、危険がいっぱい民間療法

アトピーは小児科で作られる？

正しい医者選びをする前に、ここで大人のアトピーと、赤ちゃんや小さい子供のアトピーの違いについて、話をしておかなくてはならない。ここはかなり重要な部分なので、特に小さいお子さんを持つお母さん方はよく知っておいて欲しい。

まず、3歳ぐらいまでの乳幼児のアトピーと大人のアトピーとでは何が違うかというと、アレルゲン、つまりアレルギーの原因となる物質がかなり違うのだ。

乳幼児のときは、食物に対するアレルギーの影響が強い。それが成長するに従って、ハウスダストやダニを原因とする症例が増えていき（次ページ図6参照）、もっと年齢が進むと、スギなどの花粉に対してアレルギーを持つようになる。つまり、年齢によって

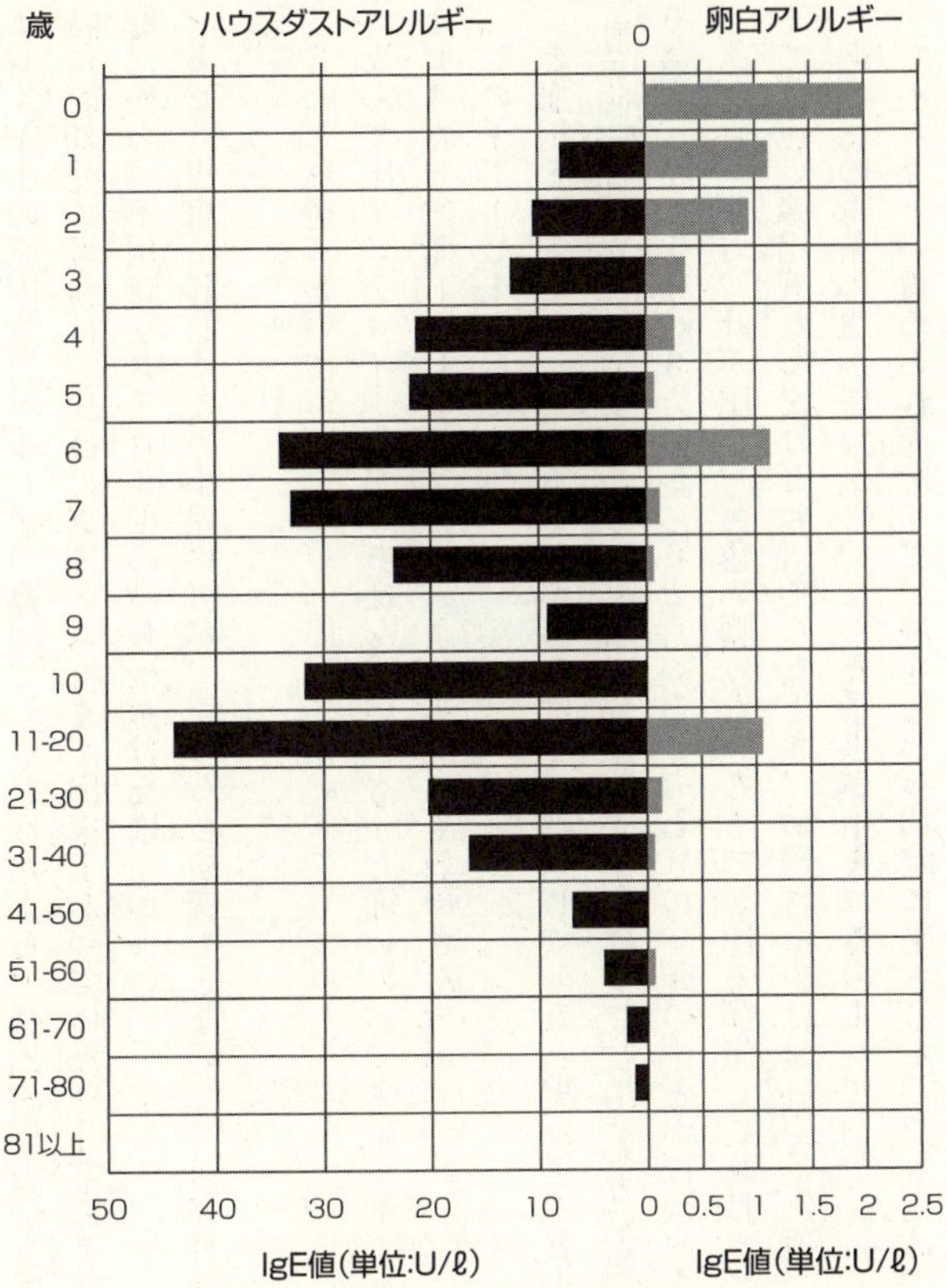

1998〜2000年の間に菊池皮膚科医院を受診し検査を施行した
2187名の血液データの解析より

図6　ハウスダストと卵白に対するアレルギーの年齢による変化

アレルギーの原因物質が少しずつ違ってくるわけだから、当然治療方法も違ってくる。特に乳幼児の場合は、免疫のシステムもまだ出来上がっていない非常にデリケートな状態だから、不用意なステロイドの投与は避けたほうがよい。

あまり皮膚に詳しくない小児科医が、きちんと検査もしないで、何カ月検診のついでに、

「じゃこれ塗っといて」

なんて出すステロイド剤がいちばん怖い。もっと怖いのが、アレルギーもないのにアトピーだと診断してしまうケース。よく当院にもお母さん方が、

「この子アトピーなんです」

と血相を変えてやって来ることがあるけど、診察してみると実はアトピーじゃなくて、「乳児脂漏性湿疹《しろうせいしっしん》」だったってことは日常茶飯事なのだ。これはどんな病気かというと、0《ゼロ》歳児、特に生後約3カ月から6カ月ぐらいのときに、頭の中とかほっぺたの皮膚がジュクジュクして、汁が出て、黄色い膿《うみ》みたいなものが出る病気。これは本当は膿じゃなくて黄色い滲出液《しんしゅつえき》なんだけどね。そんなとき、お母さん方はお姑《しゅうとめ》さんなんかに、

「あんたの家系の血が悪いから、こんな子供が生まれるのよ」

なんてひどい責められ方をして、泣きながら病院に来るんだ。でも実はアトピーでも

なんでもない。母乳からミルク、ミルクから離乳食って切り替わる頃に、一時的に体内のビタミンのバランスが変わったり、消化吸収や皮膚の新陳代謝に変化が起こって、湿疹が現れただけなのだ。

もちろんこの時期、食物アレルギーを合併することもあるため、程度によってはアレルギー性疾患としての治療をしなくてはならないこともある。卵を食べたら痒いボツボツがいっぱいできたとか、ミルクを飲むと体を掻きむしるとか、そういう場合はアトピー性皮膚炎が基礎にあることも多い。そんなケースでは、炎症が顔だけじゃなくて、だんだん肘《ひじ》の内側とか膝の裏側、首、脇の下なんかにも広がってくる。ここでうまく治療しておかないと、青少年型のアトピーにだんだんと移行してしまう場合もある。

ただ、乳幼児の食物アレルギーを主体とした症状は一過性の場合が多いから、場合によっては放っておいても治ってしまう場合もあるし、抗アレルギー剤を飲ませれば、それで収まってしまうことも多い。つまり、乳幼児のときによく起こる一過性の食物アレルギーを、青少年型の本格的なアトピーに移行させなければ、それで完治してしまうという場合も多いのだ。

さらに、最近の研究で分かってきたことなのだが、元々アレルギーのなかった人が、皮膚のバリア機能が低下したために、本当のアレルギーを起こしてしまうケースもある。

つまり、アトピーでない人の皮膚に、不適切な薬（当然、市販や民間療法の薬も含む）を長期間塗ったりしていると、表皮のランゲルハンス細胞がこりゃ大変だと反応して、リンパ節のT細胞のところに敵が来たと知らせに行ってしまい、アレルギー反応を惹き起こしてしまう場合があるのだ。

アトピーじゃないのに、バリア機能が損なわれただけの皮膚に外部から化学物質やダニ、ハウスダストなどが侵入し、それを掻いたり擦ったりしていると「感作」と呼ばれる状態が生じて、今までなかったアレルギーを惹き起こしてしまうこともあるのだ。

それを防ぐには、乳幼児期に適切な治療をする必要がある。つまり前述の、アトピー発症の第二の要因としてお話しした皮膚のバリア機能を維持するために、スキンケアをしっかりとおこない、外部からの化学物質、ダニ、ハウスダストなどの侵入を防ぐことで、ランゲルハンス細胞がトリガー（引き金）となりアトピーへとつながる免疫反応が始まることを防ぐ必要がある。また、すでにアレルギーが強い症例では、抗アレルギー剤の内服を併用するなどの工夫をして、青少年型のアトピーに移行させないよう治療するのが、医師に与えられた最も重要な使命なのである。なぜなら、その子供の将来にかかわる大事なことなのだから。

ところが、信じられないことに、検査もしないで赤ちゃんに強い薬を出す医者は多い。

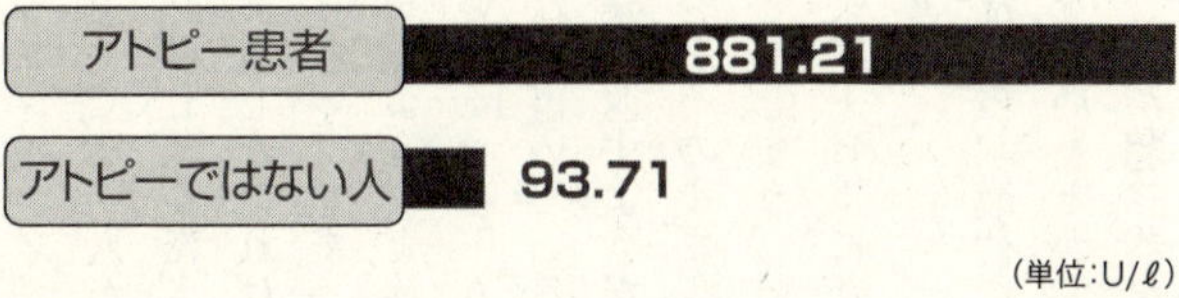

アトピー患者と正常人のIgE RIST値（アレルギーの指標になる値）の平均値。アトピー患者は正常人の10倍近くIgE値が高く、これだけ調べてもアトピーかどうかはほぼ判別がつく。

1998〜2000年の間に菊池皮膚科医院を受診し検査を施行した
2187名の血液データの解析より

図7　アトピー患者と正常人のIgE RIST値の比較

検査というのは、血液検査やパッチテストのこと。だって当然でしょう、アトピーかどうかは、アレルギー反応があるかどうか調べないと分からないわけだし、アレルギーの原因は何なのか、どれほどの強さなのか（上の図7参照）を特定しなければ、治療方針が立てられないんだから。

なのに、やらない。いや、そういう訓練を受けていないため、できない医者が多いのである。生後数カ月の赤ちゃんから採血するってことは、技術的にも至難の業なのだ。だから、つい検査するのを避けたがる。細くてどこにあるか分からない血管に、何度も失敗して注射針を突き刺していれば、赤ちゃんは大泣きする。それで、この先生、採血ヘタだなんて評判を立てられたら、かえってマイナス、患者さんが来なくなる。だから、よけいやらない。小児科の先生でさえ上手でない人が多いのだから、ましてや内科の先生なんかできない人がほとんど。採血だけしてくださいって、僕のところに回ってくる乳幼児も結構いる。

検査しなければ、その子供は黒なのか白なのか、それともグレーゾーンにいるのか分からない。黒だったら抗アレルギー剤を飲ませよう、白かグレーなら保湿剤を塗って様子を見よう、と治療方針が立てられるのに、それができない。治療方針が立たないまま弱いステロイドなら大丈夫だろうと、ひょいと出しちゃう。信じられないでしょう。今これを書いている僕だって信じられないのだから。

繰り返すようだが、乳幼児のときの治療というのは本当に重要で、うまく治療すれば湿疹がそのまま収まったはずであろう人が、不適切な治療をしたためにアレルギーを発症してしまう。言い換えれば、今アトピーで悩んでいる青少年の患者さんたちの中には、本来アトピーにならずに済んだ人たちが何十パーセントもいるだろう、ということなのである。

だから、最初に巡り会う医者というのが非常に重要になってくる。乳幼児の場合、風邪を引いたとかで近くの小児科や内科に行き、ついでに皮膚も診てもらうことがほとんど。胸に聴診器を当てているときに、実はこの子、肌にブツブツができて痒がるんです、なんて相談をする。小児科としてどんなに優秀でも、皮膚科としても優秀であるかどうかは別問題なのに、信頼のおける医師だからと、検査も受けないまま、言われた通りに薬をもらってしまう。

お母さん方も忙しいから、ついでに診てもらおうという気持ちも分からないではないのだが、一方で少子化が進む現代、小児科医のほうにも、大事なお客さんを少しでも囲っておきたいという気持ちがあるのではなかろうか。自分の患者さんをわざわざ皮膚科に回すなんて、損した気分になってしまうのだろう。でも、良心的で心に余裕のある小児科医なら、ああこれは自分よりも専門医に診てもらったほうがいい、皮膚科の専門医を訪ねてご覧なさい、とアドバイスしてくれるはずだ（どうしようもないほどひどい状態になってから大学病院を勧める、なんて困った医者も多いけれど）。

忙しいお母さん方が育児で疲れているのは理解できる。でも、一度小児科でもらった薬でよくならない場合、二度目をもらわずに皮膚科の専門医まで足を運んでみる努力をして欲しい。これは僕の心からのお願いだ。

正しい医者選びのポイント9カ条

それでは、アトピーを治すには、具体的にどんな医者を選んだらいいのか悪いのか、分かりやすく箇条書きにして整理してみよう。

①皮膚科の専門医にかかること

前にも言ったとおり、アトピーというのはかなりの専門知識が必要な病気。だから、皮膚科の勉強をきちんとした医師じゃないと、危ない。特にアレルギーについての知識がないと、治せるはずがない。いや、かえって悪くされてしまうことも多いのだ。強いて言えば、アレルギー科の専門医だったら、アトピーを診ることは可能。喘息とか花粉症とかでアレルギー科の先生にかかっているなら、相談してみてもいいだろう。でも、皮膚のアレルギーについての見識が深い皮膚科の専門医に診てもらうのが、ベストであることに変わりはない。

アトピーというのはなかなか見立てが難しい。症状が悪くなればなるほど難しくなる。他の病院でいい加減な治療をされてひどくなってしまった場合、その炎症が、果たしてアトピー自体のせいなのか、ステロイドや他の薬のせいなのか、二次感染を起こしているせいなのか、専門医でもある程度の期間、経過観察を続けないと、正直言って分からないこともある。

ステロイドというのは免疫を抑制する働きがあるということは既に述べたけれども、使いすぎて皮膚にヘルペスウイルスやブドウ球菌といった病原体が感染し、炎症をひどくしている場合もある。ステロイドを使ったから悪くなったのか、ステロイドを使わなかったから悪くなったのか、パッと診てすぐ分かるほど簡単なものではないのである。

その専門医になるためには、皮膚科なら皮膚科の学会に入って試験を受けたり病院で一定年数の経験を積んだり、6、7年は勉強しないと資格が認められないのが普通。だからいちばん危ないのが〝標榜医〟というやつ。開業医の看板をよく見てみると、「内科・皮膚科」とか「小児科・皮膚科」なんて書いてあるものがあるけれど、もしそこにひとりの医者しかいないのであれば、それは皮膚科の専門医でないことがほとんどだ。

標榜科という、自分の専門以外でも、その医師の営利目的でたくさんの診療科目を標榜することができるという制度がある。自分がその診療科目を診ると決めたら、専門以外の科目も看板に書いていいですよという制度で、専門以外の科目を書いているからといって、別に法律に違反しているわけではない。だから僕だって、やろうと思えば皮膚科の専門医にプラスして、脳外科とか胃腸科とか勝手に看板に書いてもいいのだ。明日から「菊池医院皮膚科・胃腸科」なんて書いてもぜんぜん問題ないわけ。僕は胃薬を出すぐらいしかできないけどね。そんなお医者さんに、内視鏡やバリウムの検査をして欲しくないでしょ？

②こんな大学病院には行っちゃいけない

大学病院だから安心という誤った常識は、今すぐにでも改めて欲しい。アトピーは大学病院だからこそ問題のある診療をされることのほうが多いのだ。チェックポイントは、「同じ医師がいつも診てくれるかどうか」に尽きるんだけど、この本の初めにも言ったように、大学病院というのは人事異動が激しい。3カ月ぐらい経つと、病棟の医師が外来に出たり、外来の医師が病棟に移ったり、あるいは他の病院と行ったり来たりして、同じ医師がずっと診てくれることはまずないといってよい。アトピーというのは、ほんのちょっとした環境の変化や治療のさじ加減によって症状が変わってくるデリケートな病気なのだから、専門医以上の医師がかかりきりでずっと診なければ治すのが難しい。毎回違う医者が出てきて、一貫したポリシーも何もなく、薬を強めたり弱めたり変えたりするから、かえって症状が悪化してしまう。しばらく通ってみて医者が毎回違うようだったら、はっきり言ってあなたはゴミ扱い。その大学病院に行くのは、もうやめたほうがいい。

③問診をしない医者からはすぐ逃げよう

問診しないってことはつまり、人の話を聞かないってこと。「いつからこんな症状が出てきたの?」

「どういうときにひどくなるの？」

「夏冬で変化はある？」

「動物と遊んだあとに痒くなったりする？」

「前の病院ではどんな治療をしてたの？」

こうした質問を一切しないで、ちょっと患部を見ただけで、

「じゃ薬を出しとくから」

こんなのがいちばん危ない。まったく皮膚を診ないって医者すらいる。腕なら腕の炎症を診て、全身それと同じ薬を塗っとけばいいという医者もいる。

でも、もしかしたら膝の裏はばい菌が感染していて、別の薬を出さなければいけない可能性だってあるし、お腹の炎症は、そもそもアトピーじゃない他の病気の可能性だってあるわけでしょう。処方を信じた患者さんが、たとえば水虫とかタムシにもステロイドを塗っちゃったら、かえってひどくなるのに。そうしたきちんとした診察をしないで、薬を出す神経が分からない。皮膚を診ないで薬を出すなんて、その医者は神様なのだろうか。

きちんと問診をして、患部を診、そのうえで病名を教えてくれて、その結果こういう薬を出しますと言う、そういう当たり前のことをやってくれる医者を見つけること。

④アレルギーの検査をしない医者のアレルギー話はあてにならない

これは前にも触れたけど、特に小児科の医者に無責任な人が多い。普通アトピーが強く疑われる場合、アレルゲン（アレルギーの原因）が何かを特定しなくてはいけないのに、血液検査やパッチテストをするのが面倒なのかできないのかよく分からないが、アレルギー検査をしないで、いきなりアレルギーの生活指導をする先生が目につく。食べ物が原因なのか、ダニやハウスダストが原因なのか分からないのに、そのすべてを排除しろって先生がいるのだ。

卵は食うな、牛乳も飲むな、大豆製品もだめ、カーペットは捨てろ、掃除機はやめて雑巾がけしろと、とにかく何でもかんでも禁止令を出す。さらに、米は玄米だけ、野菜は無農薬、水はミネラルウォーターのみ、なんて要求を出す先生もいる。言うほうは簡単だし、正しいことも言っているんだけど、当人やお母さんは大変。何にも食べられない、朝から晩まで掃除しなくちゃいけないなんて、家族みんなのストレスが溜まってしまう。

で、そんな患者さんにアレルギー検査の結果はどうだったの？って聞いてみると、え？　検査してもらってません、なんてことがよくあるのである。

⑤薬の名前を隠す医者からは永遠にさようなら

これも信じられないかもしれないけど、商品名を剝がしたり消したりして薬を出す医者がいる。たとえば、普通は軟膏のチューブに商品名の書かれた紙が巻いてあるでしょう、あれをちぎって出す医者がいるのだ。ちぎっとかないと、たとえばステロイドだって分かっちゃうから。もっとひどいのは飲み薬。薬品名をわざわざ切って渡す医者までいる。

要するに、何を塗っているのか、何を飲んでいるのか、分かったら困るということ。インフォームド・コンセントとまったく逆行するやり方だけど、後で治療に対してとやかく言われると困るから、隠してしまえということなのである。これは大学病院ではできないけど、一般開業医ではけっこういる。もうここまで来ると、なんて言ったらいいのか……。

⑥内服薬が異常に多い医者も疑おう

8種類も10種類も内服薬を出す医者がいるけど、そんな医者もあんまり信用してはいけない。なぜそんなに薬が多くなるかというと、どの薬が効いているのか自信がないから。きちんとした診立てができていないから、これも飲ませちゃえ、あれも飲ませちゃえ、きっとどれか効くだろうって感じで出してしまう。治療方針がきちんと立っていれば、たいていの場合、5種類以内で収まるはず。それでも多いぐらいだけど。

ただし、外用薬の場合は少し事情が違って、使う場所によって種類や強さが違ってくるから、どうしても数は多くなる。たとえば、頭の中の湿疹にベタベタしたワセリンを使うわけにはいかないからローションにしたり、顔の皮膚は弱いから薄いステロイドにしたり、といった具合。こちらは逆に、薬の種類が多いことをそう心配する必要はなく、親切に綿密な治療をしている場合も多い。

⑦セカンドオピニオン、サードオピニオンを勧める医者は信頼できる

あるお医者さんのところに行って、治療方針に納得のいかないところがあったとしよう。その疑問を素直に口に出してみて、

「だったら来るな」

なんて露骨に嫌な顔をする医者は論外。そういう医者に限って、腕も悪かったりする。

「僕は、検査の結果から、こういう治療をしたほうがいいと思うんだけど、君がそれに納得できないのなら、他のお医者さんのところに行って、『ある医者で、こんな治療をすると言われたんですけど、どう思いますか？』って聞いてきてごらん。それで君が納得するなら治療を始めよう」

なんて言ってくれるようだったら最高。医者自身ちゃんとした自信があるから、他の

先生の意見も聞いてみたら、なんて言えるのだ。腕に自信がなく、何の薬を使っているか他の医者にばれたらまずい、なんて考えている医者が、そんなことを言えるわけがない。そういう医者に限って、妙に自分の意見を押しつけてきたりする。

アメリカでは、セカンドオピニオン、サードオピニオンを聞きに行くのは当たり前のことで、たとえば、

「我々の病院ではこのガンは切除したほうがいいと考えますが、A病院は放射線治療が得意ですし、B病院は薬物治療が得意です。両方の病院で意見を聞いてみることをお勧めします」

なんてきちんと言ってくれる。ただし、どの治療を選ぶかは患者さんの責任に帰するわけで、逆に厳しいといえば厳しいのだけれど。でも、今まで挙げてきた「行ってはいけない医者」にセカンドオピニオンを聞きにいっちゃだめですよ、念のため。

⑧平易な言葉で説明してくれる医者

これは当たり前過ぎることかもしれないけど、専門用語を連発することなく、簡単な言葉で分かるように説明してくれる医者かどうかも、チェックポイントのひとつ。

アトピーという病気は、日常生活を改善することも治療のひとつといえるのだから、患者さんが納得のいくように、やさしく説明してくれるかどうかも大事なことなのだ。

医者と患者さんが長期間スクラムを組んで治していく病気なのに、相棒が何をしゃべっているのか分からないようじゃ困るのである。

それからもうひとつ。患部を診察してすぐに、「検査をしてみないと確実なことは言えないが、これは恐らく○○の状態か△△な状態のどちらかだから、××の検査をして、□□な治療が考えられる」などとスラスラ説明を始めるようだったら、それは経験を積んだ医師である。他のどの分野の医者にもいえることだが、皮膚の病気の場合は特に場数を必要とする。ほとんど同じように見える湿疹でも、じつは原因がまったく異なっていたり、複数の原因が複雑に重なっていたり、専門医でもなかなかなか見分けのつかない症例も多いのである。

⑨『日本の名医100人』みたいな本を信じるな

まだ大学病院にいた頃、ある出版社から電話がかかってきた。そのとき僕は医局長という立場だったし、教授、助教授の先生方はみんな忙しかったから、僕が電話の受け答えをしていたのだ。そしたら後日、僕はなんと「円形脱毛症の権威」になっていた。断っておくが、僕は円形脱毛症の権威でも何でもない。

それは余談としても、そうした単行本や雑誌を出す出版社からの電話というのは、大学病院などに数多くかかってくる。何々という病気に関する権威の方をご存じないです

かとか、患者さんから名医と評判の先生を教えてくださいとか。すると、事務局から電話を回された医者は、

「いや、教授を差しおいて僕の名前を載せるわけにはいかないので、A教授の名前を載せてください」

みたいなことになる。結局、そうした本に載るのは、教授か、大きな病院の部長ばかり。そんな本はほとんど嘘っぱちだから、あまり信用しないほうがいい。でも、開業医も載っているわ、肩書きもないような助教クラスの先生も載っているわ、なんて本だったら、逆に信用できるかもしれない。なぜなら、アトピーは肩書きが治すのではなく、治すにはかなり特殊な専門的知識が必要とされるから。またこんなところにも、先に述べた日本の医学界の弊害が出ていることが、お分かりになるだろう。

結局、医者を選ぶというのは、特に小児の場合、その後の自分の人生を決めてしまうといっても過言ではないほど重要な行為。アトピーのように治るまで時間のかかる病気の場合は、なおさらである。

ドクター・ショッピングをしろとは言わないけれど、風邪を引いたり結膜炎になったりしたら、近所にあるいろいろな診療所を覗いてみることをお勧めする。小児科だったらどこ、内科だったらどこ、眼科だったらどこ、耳鼻咽喉科だったらどこ、皮膚科だっ

たらどこと、それぞれの病気について信頼のおける専門医を見つけておくのは、自分や家族の身を守ることにもつながるのである。かかりつけの小児科や内科ですべての病気を治そうとせず、少し遠くても評判のいい専門医のところに行ってみる。そうした努力が、患者さんの側にも求められる時代なのではないだろうか。

危険がいっぱい民間療法

今まで不幸にして間違った医者選びをし、アトピーをこじらせてしまった人たちに対しては、僕も同じ医師のひとりとして大変に心が痛む。そういう人に限って、一度ならず二度までも、いや三度も四度もひどい治療をされて、日常生活、社会生活までも破壊され、医療不信、人間不信に陥ってしまうことが多いのである。

80年代から立て続けに起こり始めた裁判で、そうした医者たちの実態が一部明らかにされたとはいえ、いまだにきちんと謝罪もしていない医者が多い。いや、当時の教訓を生かすことなく、新たな悲劇を生み出している医者が今でも大勢いるのだ。大学病院だから、偉い先生だからと、藁にもすがる思いで通院してくる患者さんに対し、きちんとした検査や診察もしないでステロイドをバンバン投与し、挙げ句の果てに製薬会社に頼まれたわけの分からない新薬を治験と称して使用して、さらに病状を悪化させる、など

正しい医者選びのためのチェックリスト

今アトピーを診てもらっている病院が下のチェックポイントに**3項目以上**該当するようなら、すぐにでも病院を変えたほうがよい。

- □ 診てくれる医者がいつもころころ変わる。
- □ 皮膚の状態を見ないで薬だけ出す。
- □ 病名を言わない。
- □ アレルギー検査をしたことがない。
- □ 病気や薬の説明を納得がいくまでしてくれない。
- □ 自分の訴えをよく聞いてくれない。
- □ 「内科･皮膚科」「小児科･皮膚科」「外科･皮膚科」等と標榜している。
- □ 薬の名前を切り取ったり、はがしたりして渡す。
- □ 内服薬の種類が8種類以上ある。
- □ 難しい専門用語を連発する。
- □ 詳しい説明を要求したら、嫌な顔をしたり、「もう来るな」と言われた。

という医者どころか人間の風上にも置けないような輩《やから》が現に存在するのである。

そんな絶望的な状況に追い込まれた患者さんたちが、次に向かうのが民間療法だ。やむにやまれぬ選択であったのだろう。しかし彼らも、それがさらなる悲劇を招くとは想像もしていなかったに違いない。ここでは、民間療法のチェックポイントについて列挙していこう。

今あなたが使っているその薬や治療法、以下のリストに含まれてはいないだろうか。

①ステロイドの悪口を露骨に前面に出していないか

いかがわしい民間療法では、「ステロイドは怖い、ステロイドは怖い」と、まるで洗脳に近いような状況に患者さんを追い込んでいくことが多い。中には、本当に暗い小部屋に連れ込んで、相手に質問する機会さえ与えないまま一方的にしゃべりまくるといった、患者さんの意思を奪うような方法をとる団体もある。

ステロイドに限らず西洋医学をすべて否定したり、さらには東洋医学を含むすべての医学を否定して、心霊学に近いような治療法を語り出す民間療法もあるが、とにかく共通するのは、その後に提示される高額な製品（商品）群。水でもキノコでもキトサンでも何でもいい。目ン玉が飛び出るようなお値段がつけられた〝薬〟を売りつけられるのである。その場で契約書にハンコをつかされて、セットで数十万円とか100万円分を買わされ、その後ちっとも良くならないのに、泣く泣く毎月ローンを払い続ける、といったひどいケースもある。

とにかく、物を買えと要求し、すぐに請求書を送りつけてくるようなところは、危ないと思っていたほうがいい。良くならないだけならまだいいのだけれど、③でも述べるように、アトピーをよけいに悪くする〝薬〟もたくさん売られているということを、頭に入れておいて欲しい。

②ただの水に、根拠のない付加価値をつけただけの商品ではないか

「超××水」とか「○○ウォーター」なんて名前がつけられている水は、まだいい。たとえ効かなくても、体に悪さをすることは少ないから。ただ、何かのエネルギーを注入したとか、誰々の波動を入れたとか、今まで人類が知らなかったような分子構造に組み替えることに成功したとか、そんな付加価値がうたい文句になっている場合はまず嘘と考えていい。

良いといわれるものだったら何でも試したいという気持ちは分かるけど、タダ同然の水を、いかに高く売りつけようかと日夜知恵を絞っている業者の姿を想像して欲しい。何とか工学博士も推薦！　なんてのも怪しい。その工学博士の研究したデータが本当にきちんとした手法に基づいているなら、とっくにノーベル賞を受賞していてもおかしくないんだから。

ただし、そうした水が化学物質によって汚染されていないきれいな水だったら、塩素だらけの水道水を口にするよりは確かにましだろう。でもそれだったら、スーパーで売っているミネラルウォーターのほうが、はるかに安くていいと思うけど。

③「体から毒が出た」という言い方をしていないか

健康食品の類は、水と違って少々深刻な問題を含んでくる。害のないものならいいのだが、人によってはクロレラとかプロポリスなんかでも強いアレルギー反応を起こすことがあるから、もしその手のものを試してみたいなら、かかりつけの専門医にひと言相談してから始めたほうがいい。良心的な医者だったら、

「う〜ん、使っても効果があるかどうか分からないけど、やりたいならやってごらんなさい。ただし、他の健康食品を同時に服用しないこと。それと、定期的に通院して様子を診せてくださいよ」

もしくは、

「いや、君の場合はさまざまな食品に対してアレルギーを起こしやすい体質だし、特にこれはやめておいたほうがいいと思う」

などとアドバイスしてくれるはずだ。ここで、民間療法なんてすべてとんでもないと

目くじらを立てたりする医者は、ちょっと了見が狭い。多少嫌な顔をしても、相談に乗ってくれる医者だったらいいんだけどね。後述するが、民間療法の中にも理屈に合っているものもあるのだから。

さて、運悪くおかしな健康食品に引っかかってしまって、皮膚がグチャグチャの状態になり、業者に怒鳴り込んだとしよう。これは漢方系の医者や薬局に多いのだが、たいていは、

「え！　そうですか。良かったですねえ。それは体から毒が出てきたんですね」

なんて返事が返ってくる。何なの、その毒って。

アトピーの患者さんは、一般人と違い体内に毒を持っているってわけでは全然ない。前に述べたように、免疫のバランスが崩れ、皮膚に炎症を起こし、滲出液が出ただけのこと。じゃあ他のアレルギーの患者さんも、その健康食品を飲んだら治るのか。もし症状がひどくなって命にかかわるような状態になったときにも、毒が出たといって喜ぶのだろうか。

④「免疫力を高める」なんて宣伝していないか

アトピーを治すために体の免疫力を高める、などと触れ込んでいる商品も、それだけでもう眉唾。すでにお分かりのように、アトピーは別に免疫力が弱まっているわけじゃ

ないんだもの。免疫のバランスが崩れてしまっているだけ。

その商品に本当に免疫力を高める効果があるかどうかがまず大きな疑問だけれども、もし百歩譲って効果があるとして、免疫のバランスが崩れた状態のまま免疫力を上げちゃったら、つまりT細胞全体のバランスはそのままに数だけ増やしちゃったら、Th2の働きがより強まるわけだから、よけいにアレルギーがひどくなる理屈になるじゃないか。もうこの時点でその商品は論理破綻。

まあちょっと乱暴なたとえ話だったけど、本来免疫力を高めなくちゃならないのは、ガンとかエイズとかの病気にかかってしまった人たち。たとえば、エイズ患者はT細胞の数が激減している状態にあるのだから（単純にいえば、Th1、Th2を併せたヘルパーT細胞の数が、免疫の強さを表すと考えていい）、免疫力を上げてやることが最大の治療目標だということは分かるだろう。

もし今までにそんな免疫力を高める理想的な薬が見つかっているならば、とっくに免疫学者たちが世界に向けて大記者会見をおこなっているはず。とっくにエイズ患者に投与して、多大な成果を上げているはずではないか。でも、実際はそんなものはないか、ほとんど効いていない状態にあるから、医師も患者さんも苦しんでいるのだ。もちろん、若干ヘルパーT細胞の数を増やすような物質はある。でも、薬理学的に著明な効果が見られるほどの薬は見つかっていないのが現状なのだ。

20年以上前に、いくつかの製薬会社から免疫を賦活する（活発にする）薬というのが発売された。しかし、抗ガン剤と併用して使うと効果があると言われていた数種類の薬は、厚生労働省の再検討によって最近、薬効無しと判定されてしまった。薬として認可を得たものでさえその程度なのだ。ましてや民間療法で売られているものにそんな有効なものはない、と考えておいたほうがいい。あるんだったら、まずガンやエイズで使ってますって。

⑤漢方だから体に優しいなんて言われなかったか

僕は漢方の専門家ではないが、漢方だから副作用がない、なんてことは全くの嘘、ということだけは自信を持って言える。現実に、風邪に使う葛根湯《かっこんとう》で薬疹のできる人は大勢いるし、漢方の塗り薬や煎じ薬を僕に黙ってこっそり使って、ひどいことになってしまった患者さんをたくさん見てきた。その漢方を止めたとたんに良くなるんだ（第7章の症例⑧を参照して欲しい）。

ある中国の友人に聞いた話だが、中国は最近になって重工業が全土に広まり出した状態だから、大気や水、土壌が汚染されたのも日本より日が浅く、中国人の体内に化学物質が蓄積されて日本人のように免疫が狂ってしまうのは、もう少し先のこと。だから漢方も、アレルギーやアトピーに対する有効性をまだ実証できていないのだという。

現状を見る限り、確かにその人の言うことは正しいと思う。漢方系の医者は、とっかえひっかえいろいろな薬をアトピー患者に飲ませているようだけど、たいした効果は上がっていない。僕も漢方を併用することはあるが、それはあくまで対症療法としてで、火照《ほて》りをとったりする程度にしか使っていない。

ただし、今後も漢方で特効薬が見つからないとは誰にも言えない。たとえば、今までの漢方薬の中に、Th1とTh2のバランスを変える物質が入っていないとは限らないし、今後新たに見つかる可能性もある（2005年、補中益気湯という漢方にIgEを低下させる効果があることが証明された）。ペニシリンだって自然界から見つかったんだし、土の中のカビから、たまたまお宝が掘り出される可能性も否定できない。

でも、だからといって、どう考えても悪くなるようなものを飲んだり、肌に擦り込むような真似だけは止めて欲しい。少なくとも、かかりつけの専門医に内緒でこっそり、しかも複数の薬を使うのはお願いだから止めてください。どんどん事態が複雑になって、しまいには何が悪化した原因だか分からなくなってしまうから。

⑥温泉療法、これだけは注意しろ

温泉療法とひと口で言っても、どこの温泉に行くかで成分も違うわけだし、一概に論じるわけにはいかない。しかし、少なくとも、熱いお風呂に長時間入っていると、アトピーが悪化することは事実。気分転換に入るのはもちろん構わないのだけれど、ぬるめのお湯にさっと入る程度にとどめておいて欲しい。少なくともまだ重症の間は。

それからもうひとつ。硫黄の成分が入っている温泉は確実にアトピーには悪い。硫黄というのは皮膚を乾燥させる働きがあり、バリア機能も低下させてしまうのだ。ダニや花粉といったアレルゲンが皮膚を通り抜けやすい状態にしてしまうわけだから、アレルギー反応が起きやすくなるのだ。

一方で硫黄は、ニキビとか吹き出もの、老人病院などで流行る疥癬《かいせん》（ダニが皮膚の角質層に寄生して、痒い湿疹や水疱ができる）なんかには非常によく効く。1週間とか10日間、硫黄泉に湯治に行かせると、てきめんに良くなって戻ってくる。もう硫黄泉万々歳なんだけど、アトピーの患者さんには禁忌。絶対にタブー。

そんな硫黄温泉の入り口によく「皮膚病に効く」なんて書いてあるけど、あれは怖い。そんな漠然とした書き方じゃ、アトピーの人が間違って入ってしまう。硫黄が含まれているお湯は、ふつう濁っていることが多いから、入る前に十分なチェックをしていただきたい。

⑦海洋療法は万人に効くとは限らない

以前はやっていた海洋療法だが、ブームが去ったのか効果がなかったのか分からないけど、最近はあまり聞かなくなってきた。単純に考えても、塩や塩水というのは刺激になる。実際、皮膚の弱いアトピーの患者さんを海に入れると、悪くなる場合が多い。いずれにせよ、海洋療法が万人に効くというのは間違いで、ある人に効いたから自分にも効くだろうと短絡的に考えないこと。どんなにきれいな海でもバクテリアは存在するわけだし、それが人によっては悪化の原因となることも十分考えられる。

イスラエルに、死海という高濃度の塩分が溶けた湖があるのはご存じだろう。そこに浸かると良くなるとか、高濃度の塩水が効くと主張している人もいて、僕もそうした論文のレフェリーをしたことはあるけれど、効果はまだはっきりとは分かっていないというのが現状。アトピー患者だったら誰にでも効くということは、決して実証されていないのだ。

だから、お母さんだけの判断で我が子を海に浸けてしまうのは、ある意味バクチをしているに等しい、ということは理解しておいて欲しい。

⑧転地療法はまず安心。だって効いて当たり前だもの

よく田舎に何カ月か引っ越してアトピーを治療しようという団体があるけれども、これは医学的な理屈にもかなっているから、良くなるケースが多いと思う。だって、きれいな空気や水、汚染されていない食べ物を摂っていれば、アレルギーの原因となる物質が体に入ってこない上、免疫も徐々に正常化するから、症状が良くなるのは当たり前。なおかつダニやハウスダストの少ない清潔な環境だったら、必ず良くなる。ただ時間はかかる。山奥のお寺に1カ月籠もったら、すっかり良くなりましたって例は、僕もよく耳にするところだ。

でもこれは、僕ら専門家に言わせれば「転地療法」というべきものであって、西洋医学だって東洋医学だって昔から取り入れてきた療法だ。医学の対極にあるものでも何でもない。何カ月か都会から疎開できる余裕のある人は、やってみてください。

ただし、Ｔｈ１とＴｈ２のバランスが完全に改善されなければ、良くなって都会に戻ってきたとたん、アトピーが再発してしまうことはよくある。どんなに水や食べ物に気をつけ、ダニやハウスダストなどの環境に注意しても、都会にある自宅を、田舎のお寺と同じ環境に維持することはほとんど不可能だろう。ずっと田舎に引っ込むつもりならともかく、これだけでは根本的に問題が解決したとは言えない。

⑨腸内細菌に対する治療は効くかもしれない

これは第7章でも触れるつもりだが、決して否定し切れないのが乳酸菌、ビフィズス菌などの腸内細菌を飲むという治療法。もちろん万人に効くとは言えないのだが、医学的に一定の効果があることは分かってきた。

ランゲルハンス細胞に代表される免疫担当の樹枝状細胞は体中に存在していて、もちろん腸壁でも何か異常がないかと目を光らせている。その腸内で何らかの原因、たとえば、抗生物質の服用や生活習慣による偏った食べ物の摂取などで細菌叢《そう》が乱れてしまった場合、腸内に棲んでいるいわゆる善玉菌が打撃を受けてしまう。その結果、人間の体に悪さをする悪玉細菌が増殖し、これを樹枝状細胞がキャッチ、アレルギーを惹き起こすことも考えられるのである。また、腸内の常在細菌叢がＴｈ２細胞を優勢にシフトさせない作用を持っている可能性も指摘されている。

いずれにせよ、ピロリ菌の増殖と胃潰瘍、胃ガンの発生の関連がクリアになってきた昨今、腸内細菌叢とアレルギーの関係も無視できない。少なくともアトピーを悪化させる恐れはないし、何万円もする高価な薬でもないわけだから。

⑩限りなく民間療法に近い治療法その１――「イソジン療法」

アトピーがひどくなって皮膚から滲出液の出る状態になってしまうと、そこにばい菌やウイルス、カビが付きやすくなり、二次的に症状がさらに悪化してしまうことが多い。すると、そのばい菌やカビを殺しただけでも症状は確かに良くなる。そこで生まれてきたのがイソジン療法とでも呼ぶべき治療法で、とにかくイソジンで皮膚をガリガリ消毒してしまうのである。

でも皮膚に対する刺激からいえば、決して勧められる治療法ではないし、これも万人に効くわけはない。ばい菌やウイルス、カビなどによる二次感染を治すための治療法としては良いが、アトピー自体に対しての効果にはいまだ疑問がある。しかも、少数の患者さんに効いたからすべての患者さんにも効くはずだ、とゼネラライズ（一般化）している観があり、半分苦し紛れにやっているようなところもあって、それほど根拠があるわけではない、ということを知っておこう。

⑪ 限りなく民間療法に近い治療法その2——「抗真菌剤療法」

理屈は⑩と同じ。真菌って何かというと、水虫菌の仲間。特にそのうちのピチロスポルムというのが皮膚に付着して悪さをする可能性があるという理屈で、水虫を殺す薬を皮膚に塗りまくるわけ。真菌がその人の皮膚で悪さをしていれば効くけれど、少数の患者さんに効いたからみんなに効くってわけじゃない点でも、⑩と同じ。

⑫ 紫外線療法は賛否両論

順天堂大学では積極的にやっている治療法だけど、良くなる人と悪くなる人が必ず出てくる。紫外線がなぜ効くかというと、皮膚の免疫抑制作用があるから。つまり、ステロイドを塗らずに免疫を抑制できるという理屈で用いている。しかし紫外線による刺激に敏感な光線過敏を持つ患者さんなどでは悪くなる症例も多く、適否の結論は出ていない。賛否両論といった状態なのだ。僕のところにも紫外線を当てる機械があって、たまに使ってみることはあるけど、効く人と効かない人がいる。

⑬ **減感作療法**

よく聞く治療法だけれども、最近では実施する医者はあまりいない。なぜかというと、危険も伴うということが分かってきたからだ。減感作療法というのは何かというと、アレルギー検査をして、ダニにアレルギーがある患者さんにはダニのエキスを、スギ花粉にアレルギーがある患者さんにはスギ花粉のエキスを毎日少量注射して、ランゲルハンス細胞やT細胞を麻痺させてしまおうという治療法。つまり、ランゲルハンス細胞が「あ、危険な物質だ」と判断してT細胞に知らせに行かないよう、また、知らせに行ってもT細胞が反応しないよう、その物質に対する反応を鈍くしてしまうわけだ。

ところが、なかなかそう期待通りには運ばないということが分かってきて、逆に危険な物質を直接注射するために、一気に症状が悪化するケースも多々報告されている。あまりお勧めできません。

⑭脱ステロイド療法

ステロイドで副作用が出たと思っている患者さんは医師不信になっているから、誰から「すぐにステロイドを止めないと大変なことになる」と聞かされると震え上がって、その瞬間からいきなりステロイド剤を断ち切ってしまう。で、前述の副腎皮質がちゃんと自分でステロイドホルモンを出せる正常な状態に戻らないうちに、体外からの強力な抗炎症作用のある物質がいきなり消えてしまうわけだから、ひどいリバウンドが一気にやってきて、皮膚が火傷のような状態になってしまう。死に至ることだってあるのだ。

でもまたそれを、

「ステロイドのリバウンドを真っ正面から受け止めよう」

なんて宗教がかった運動にしている集団があって、こうなるともう危険性を無視したヒステリー状態。お願いだからそれだけは止めて欲しい。「先のチェックポイントをクリアした皮膚科の専門医」だったら、ちゃんとした方法でステロイドを止めさせてくれるはず。いきなりではなく、ゆっくりとゆっくりと、体にショックを与えず、アトピーも悪化させず、経過をきちんと診てコントロールしながら、必ず止めさせてくれる。もともとステロイドなんか使わなくて済むのなら使いたくないのだから、それこそ転地療法を勧めたり、入院させたり、点滴を打ったり、とにかくステロイドに代わる方法、別のアプローチでステロイドを止めさせてくれるはずなのである。

ところが、れっきとした医者（皮膚科とは限らない）にも、いきなりステロイドを断ち切ることを勧める一派がいて、以前から問題となっている。

アトピーは本来、きちんと治療すれば、決して会社を辞めざるを得なかったり、学校を休まざるを得ないような病気ではない。それなのに、貯金や退職金を注ぎ込んで入院し、友人や恋人に当分会えない旨の悲壮な手紙を出したりして、ステロイドのリバウンドが収まるまで数カ月の闘病生活を送るという無意味な治療を強要される患者さんも、中にはいるのである。もうそんな悲劇は見たくないというのが、僕の正直な思いだ。

アトピーに関して勉強不足、経験不足の医者はたくさんいる。アトピー患者をゴミ扱いするひどい大学病院もある。アトピービジネスの民間の企業とつるんでいい加減な薬を売りつけている医者もいる。そうした同業者が世の中に蔓延《まんえん》していること自体、同じ医師として恥ずかしい。これまでアトピーを治せなかった自分たちにも非がある。

でも、だからといって、アトピー患者を食いものにしている民間療法に駆け込んではならない。その大半は、まず営利目的であって、あなたのことなどこれっぽっちも考えちゃいない。駆け込むべきは、民間療法じゃない。「アトピーの専門医」なのである。

危険な民間療法が分かるチェックリスト

下のチェックポイントで**3項目以上**該当する民間療法とは、すぐさようなら。

- □ ステロイドの悪口ばかり言う。
- □ 「体から毒が出る」という表現をする。
- □ 「免疫を高める」という言葉を使う。
- □ 「漢方だから副作用がない」と言う。
- □ フォローすることなしに、とにかくステロイドをすぐやめろと言う。
- □ 商品がかなり高額（1万円以上）。
- □ その場で契約書を書かされる。
- □ アトピー専門医がアドバイザリースタッフにいない。

第6章　アトピー治療再考

最新のアトピー治療法とは？

これまでいろいろな治療を批判してきたから（本当のことを言っただけなんだけど）、じゃあお前はどうやってアトピーを治療するんだとお尋ねの方も多いと思う。そこで、僕がクリニックでおこなっている治療を、包み隠さず、しかも一般の方に分かりやすく、かみ砕いて説明させていただこう。

とはいっても、今まで述べてきたアレルギーとアトピーのメカニズムについておよそ理解できた人には、すでに想像がついていると思うけれども。

安全で確実な治療というのは、一時の流行とかマスコミの報道とかで変わるものではなく、あくまで世界中の科学者が長年かかって解明してきた知識の積み重ねを根本に据えながら、きちんと理屈で説明のできるものである。そこに、漢方や一部の民間療法など経験則として安全と分かっているものを取り入れていくことは一向に構わないし、害は無いと思われるものを患者さんが試したいと言ってきたとき、それを一概に否定しようとも思わない。

ただ、100人のうち2、3人に効いたというだけで万人に敷衍《ふえん》しようとする治療法が非常に多いことは、肝に銘じておいて欲しい。そんな治療法が失敗したとき、今までステロイドを乱用してきた貴方のせいだと叱りつけるような業者や医者に対しては、今後も批判を続けていくつもりだ。

さて、初めての患者さんが僕の病院にやって来たとする。まず僕が何をするかというと、問診。

「当たり前じゃないか」

なんて怒らないで欲しい。「皮膚が痒いんです」と訴えたとたん、ほとんどろくに問診もせず、皮膚も見ることなく、適当に塗り薬を出す医者は想像以上に多いのだ。僕はペットの有無、いつ発症に気づいたか、既往歴、家族歴、今までよそで受けた治療方法などなど、なるべく細かく聞き出すことにしている。

そして患者さんの主訴に耳を傾ける。痒いのか、痛いのか、見た目の問題だけなのか、患者さんの訴えを聞くのである。発疹《ほっしん》がひどいのに痒みがない人もいるし、逆に発疹がたいしたことないのにメチャクチャ痒い人もいるから、そうした自覚症状をきちんと聞く。

もちろんその間に他覚症状、つまり僕がその発疹の状況をつぶさに観察するわけだが、この段階で8割方の診断はつく。つかなければ皮膚科の専門医とはいえない。たとえば内科だと、GOT値からすると肝臓が悪いですねとか、コレステロールが高いですねとか、検査をしてからじゃないと確実な診断ができない場合が多いが、皮膚科の場合は経験に基づいた「眼力」がものをいう。患者さんが椅子に座った瞬間、顔の発疹を見ただけで、ある程度診断がつかないようでは、皮膚科医として失格なのである。すぐに見当がつかない医者は、あれこれひっくり返し何時間診たところで分からない。逆に言うと、見た瞬間から患者さんに、病状や受けるべき検査、今後の可能性について説明を始める医者は、優秀な医者だといえる。

それから原因を特定するためのアレルギーの検査に移る。

患者さんに悪さをしているのはどんなものか（次ページ表1参照）、その反応は強いのか弱いのか、などを調べるのだ（121ページ図8参照）。

さらには、アトピーかアトピーでないかを調べる。乳児脂漏性湿疹とか金属アレルギ

アレルギー番付表

東		西
ヤケ表皮ダニ	横綱	ハウスダスト
コナ表皮ダニ	大関	スギ花粉
ソバ	関脇	ネコ皮膚
カンジダ	小結	ヒノキ
イヌ皮膚	前頭1	卵白
卵黄	前頭2	牛乳
大豆	前頭3	小麦
ブタクサ	前頭4	カニ
エビ	前頭5	ヨモギ
コメ	前頭6	ハルガヤ
……		……

1998〜2000年の間に菊池皮膚科医院を受診し検査を施行した
アトピー患者1641名の血液データの解析より

表1　アレルギーの原因番付

ー（後述）、すなわちアトピーに似ているけどアレルゲンが見つからないようなケースもあるから、それを確定するためにも検査は絶対に必要なのだ。アトピーじゃないのにアトピーの治療を進めたり、その逆のことをしてしまえば症状はますますひどくなるから、事は慎重を要する。アトピーの患者さんに対し、検査をしない医者がいかに怖いかというのは、そういうことなのだ。

こうして、①問診、②自覚症状、③他覚症状、④検査所見を突き合わせて、99パーセント間違いのない診断をつける。ここを間違ったら大変だから、時間は惜しまない。かかって当たり前。3分診療じゃ、ベテランの皮膚科医だって見落としが出てくる。こうしてみると、いきなり「じゃ薬を出しときましょう」ってステロイドを出すのが、いかにひどい医者か分かるだろう。もちろん、検査結果が出る前に、痒い痒いと泣き叫ぶ子に応急処置でステロイドを塗ることは当然あるけれども。

さて、ここでようやく治療法の選択をすることになる。大きく分けて、治療には外用療法と内服療法のふたつがある。

●外用療法

平たく言えば塗り薬による治療法のことだ。これは患者さんの発疹の程度と、痒みの強さなどを参考に、総合的に判断する。症状の重い順に見ていくと、次の五つに分けら

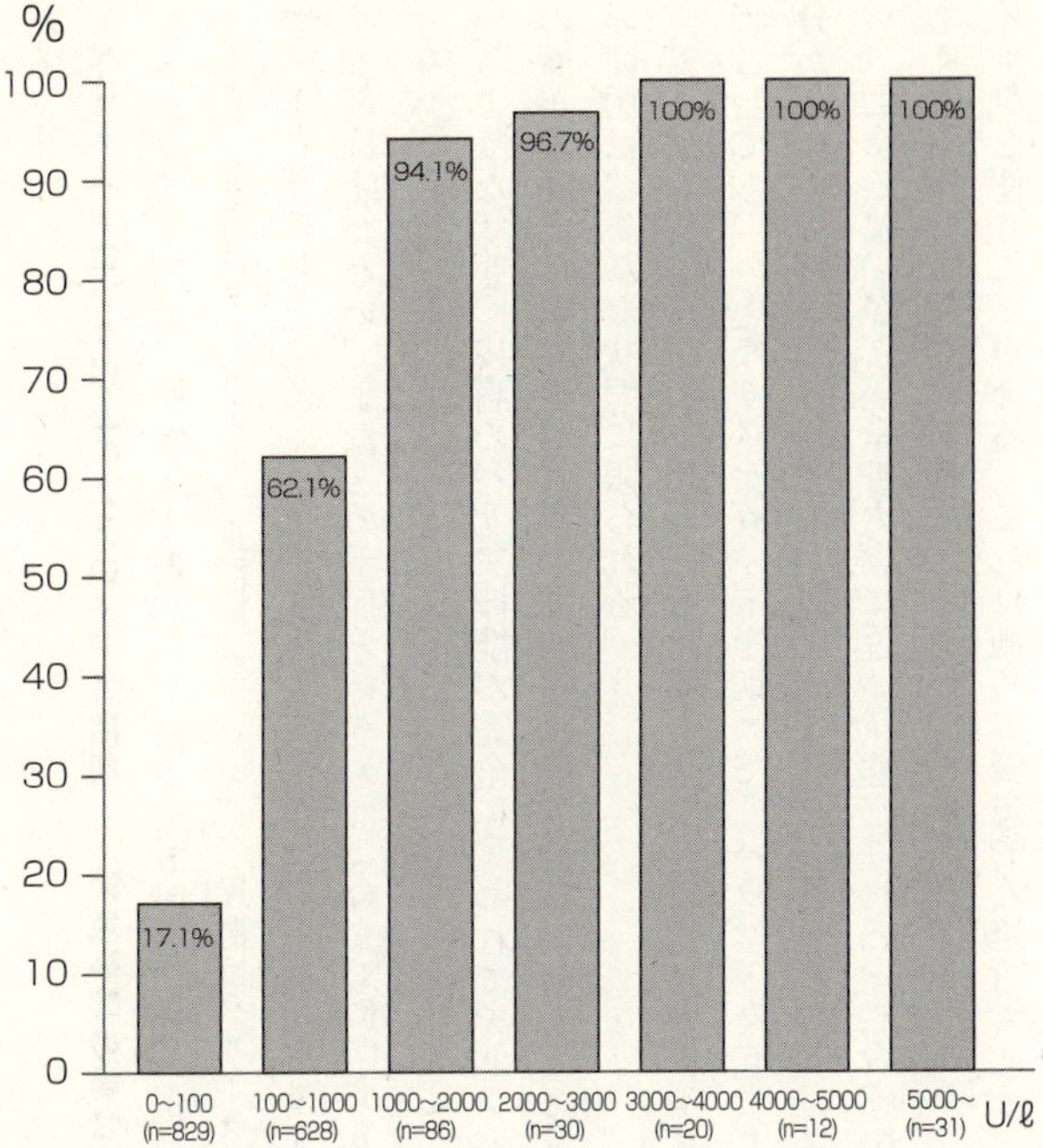

IgE RIST値(アレルギーの指標になる値)別にアトピー性皮膚炎の患者さんが何パーセントいるかをグラフ化した(総数n=1636)。このグラフにより、IgE RIST値が100を超えるとアトピーである率が高くなり、1000を超えるとほぼ100パーセント、アトピーであるのが分かる。つまり、血液をちょっと採ってIgEの値を測るだけで、アトピーかどうか、ほぼ分かる。

1998～2000年の間に菊池皮膚科医院を受診し検査を施行した
アトピー患者1636名の血液データの解析より

図8　IgE値別に見たアトピー発症率

れる。

①ベリーストロング以上のステロイド外用剤——緊急事態の場合

ステロイド剤は、便宜上Ⅰ群からⅤ群まで5段階の強さに分類されている（Ⅰ群はウィーク、Ⅱ群はミディアム、Ⅲ群はストロング、Ⅳ群はベリーストロング、Ⅴ群はストロンゲストと呼ばれる）が、よほどの重症の場合以外、僕はベリーストロング以上のステロイド剤は使わない。よほどの重症というのは（今までに何度もグチャグチャとか火傷のような状態という表現をしてきたけど）、皮膚が湿疹を通り越して、体液がにじみ出てきているような状態。皮膚のバリア機能が完全に失われて、リンパ液という黄色っぽい透明の液が表面から出てきてしまっている状態である。ベリーストロング以上のステロイドの使用は、こんな状態に限られる。

アトピー自体がひどくなっても、ばい菌やヘルペスウイルスなどがついて二次感染を起こしても、いきなりステロイドを切ってリバウンドを起こしても、民間療法でわけの分からないものを塗られても、似た症状は起こりうるので、ステロイドの使い方は難しい。要するに、ひどい全身火傷に近い状態だけれど、二次感染を起こしてはいないとき、あくまで1、2週間の対症療法として、やむを得ずベリーストロング・クラスのステロイド剤を使うことがある。これは極めて緊急的な処置である。ましてやそんな強い薬を顔に塗るなんてことは絶対にしてはならない。

②ステロイド剤と保湿剤を混合した軟膏

皮膚に明らかな湿疹化局面（炎症）があるが①ほどではない場合も、患者さんに納得のいく説明をした上で、ストロングやミディアムクラスのステロイド剤を出すことはある。ただしその場合でも、肌の水分を保つ作用のある保湿剤と混ぜ、その強さを2分の1とか3分の1とかに弱めた状態にして与えるようにしている。強いステロイドのままだと、かえって患者さんが怖がってちょっとしか塗らず、効果が得られないことがあるが、保湿剤を混ぜると、その問題が解決できる。薬がよく伸びるようになるし、量が多くなるから、湿疹全体にくまなく塗れるようになるのだ。

アトピーは全身に湿疹があることが多いから、塗り薬をきちんと湿疹全体に塗り広げることも重要なことなのである。しかも弱めてあることで副作用も軽減でき、安心してしっかり塗れるし、保湿剤の効果も同時に期待できる。さらには、ステロイド剤と保湿剤を別々に塗る手間がなくなるから、患者さんがちゃんと言われた通り塗り続けてくれることもメリットだ。

顔にステロイドを塗ることは極力避ける。重症でやむを得ない場合でも、I群というちばん弱いクラスのものを、さらに保湿剤で薄めて塗る。顔はステロイドに最も敏感な部位だから、そのぐらい慎重にすべきなのである。

③「プロトピック」軟膏――アトピー自体やステロイドの副作用で顔の赤みがひどい場合

これは日本のアステラス製薬が開発した世界に誇るべき薬のひとつで、タクロリムスという成分が、顔の皮膚の赤みに特によく効く。この薬の特筆すべきところは、皮膚局所において、ランゲルハンス細胞やそれに引き続いて起こるアレルギー反応を特に抑えるという点だ。つまり、T細胞などが出すインターフェロンなどの化学伝達物質の産生を抑え、その免疫反応を抑制してくれるのだ。ステロイドが何でもかんでも免疫を抑え込んでしまうのに対し、タクロリムスはそれよりも選択的にアレルギー反応を抑制する。だから、塗った部分においてアレルギー反応そのものによる炎症を抑えられるから、ステロイドほど即効性はないかわりに、副作用も少なくて済む。特にアトピー自体やステロイドの副作用で赤くなった顔面には、効果抜群だ。

ただし、免疫抑制剤であることには変わりないから、塗りすぎると、ニキビが出たりヘルペスが出たり、感染が起きやすくなるという欠点はある。

それと、もうひとつ、効果が現れてくるまでに副反応を起こすことがある。塗ってから2、3日間、その部分がヒリヒリしたり火照ったりすることがあるのだ。そうした面もあるから、専門医以外は使うべきではない。いくら皮膚の赤みに効果があるからといって、全身に大量に塗り続けたら、血中濃度が上昇し、腎機能障害や臓器不全を起こすこともある。だから内科や小児科の医師には安易に使って欲しくない薬で、知識のないまま患者さんに投与し続けたら、第二のステロイド禍を惹き起こす可能性もありうる。

「2日か3日、ちょっと火照ったり赤くなったりするけど、ちゃんと我慢して塗り続けるんだよ。ちょっと刺激がある時期があるけど、そのあとグッと良くなってヒリヒリや火照りもなくなるし、赤みがきれいに取れるからね」

このように患者さんに起こりうる薬の影響を細かく伝え、軟膏の本当の効果と副作用が判別でき、きちんとした経過観察ができるのは、皮膚科の専門医しかいないのである。

④非ステロイド系の消炎鎮痛剤含有軟膏――軽症の場合

治療によって皮膚の状態が好転してきたり、もともと軽症である場合は、こうした軟膏を塗ることになる。効き目は弱いけど副作用はほとんどないし、特に顔にはこういう薬がいい。というのは、尿素軟膏などを顔に塗るとヒリヒリしてしまうからだ。このレベルの薬で収まっているアトピーは、僕に言わせればもう軽いアトピー。ゴールまでは、あともうわずかだ。

⑤保湿剤――軽症のスキンケアとして、もしくは配合剤として

皮膚の水分を保ちバリア機能をきちんと働かせるためには、保湿をすることが不可欠だ。椿油でもオリーブ油でもベビーオイルでも基本的には同じこと。市販のものを買ってきてつけても良い。ただし、「何とかエキス入り」と表示されているものには注意が必要。何かから絞ったエキスには、どんな成分が含まれているか分からないから、肌に合わない危険性がある。たとえばびわエキスは、びわをギュッと絞った液体なんだから、成分的にはいろいろなものが入っているはずなのに、表示ではただ「びわエキス」というひと言で片づけられていることが多い。そのエキスに20種類の成分が含まれているとして、その中の1種類でも身体に合わないものがあったら、それだけで症状が悪化してしまうのだから、皮膚の弱い人は要注意。

それから、アロエにも注意が必要。確かに炎症を抑える作用はあるから、軽い火傷の場合、効く人は効くのだが、アトピーのように皮膚が弱い、かぶれやすい人が塗ると、悪化してひどいことになることが多い。

これは民間療法の見分け方にも通じることだけど、成分がいろいろと混ざったものは使用しないことだ。単独でワセリンを塗ったり尿素を塗ったりしていれば、もしかぶれても原因はすぐ特定できるが、複雑な構成成分の軟膏やローション（市販のものに多い）を塗ったりすると、悪化したとき原因の究明が難しくなり、治療のさまたげになる。中国製の中身の分からない軟膏、たとえば「××のペニスのエキスが入った軟膏」なんて類のものは、お願いだから手を出さないで欲しい。

以上の外用療法は、何度も繰り返すが基本的に〝対症療法〟で、皮膚の炎症や痒みを抑え込むのに用いるのであって、これだけでは根本治療（原因療法）とはならない。身体の内部からのアプローチも必要となるのだ。

●内服療法

身体の内部のアレルギー反応を抑える治療法だ。後述する抗原除去（生活改善）とともにおこなうと、相乗効果が期待できる。ここまで列挙してきた外用薬を、どんどん弱い薬にかえていくことが可能になるのだ。抗アレルギー剤は、アレルギーのカスケード、つまり連鎖反応をブロックしてくれる薬で（73ページ図5参照）、副作用もほとんどない良い薬だ。

①「IPD」

大鵬薬品の出している薬で、IgEの産生を抑制する効果がある。IgEが減ることによって、アレルギー反応そのものがなくなるから皮膚の炎症も取れ、当然アトピーが良くなる。ただし、痒みを止める効果はない。そして、効果が出てくるのは1カ月も2カ月も先で、即効性は期待できない。しかし、効果が出てきたら、外用薬の強さや量を弱めたり減らしたりできる。即効性のある外用薬と並行して、こうした時間のかかる内服療法を進めていく理由はここにある。

②「アレグラ」

アベンティス（現在サノフィ・アベンティス）という会社から2000年に発売された薬で、抗ヒスタミン作用のある抗アレルギー剤だ。痒みを止める効果があり、なおかつアレルギーカスケードの一部も止めてくれ、しかも眠くなることがない唯一の抗アレルギー剤である。

アレルギーの仕組みについてお話ししたとき、ＩｇＥというミサイルに肥満細胞がくっついてきて爆発、周囲に被害（炎症）を撒き散らすと説明したが（53ページ図3参照）、実はもうひとり「好酸球」という悪者がいて、肥満細胞が爆発したときに、「何だ？何だ？」と寄ってきて、さらに被害を大きくしてしまうのである。アレグラはその困った野次馬の動き（遊走）を抑え、なおかつ好酸球の出す伝達物質もブロックしてくれるので、炎症が最小限に抑えられるのだ。

アトピーが出る年代というのは、だいたい児童や生徒、学生、社会人だが（次ページ図9参照）、この年代には、昼間から眠いと困る、という人たちが多いのである。そうした患者さんにとっては、画期的な薬だ。どうして画期的かというと、眠くならないというのはとても重要なメリットで、患者さんたちがさぼらずにちゃんと医師に言われた

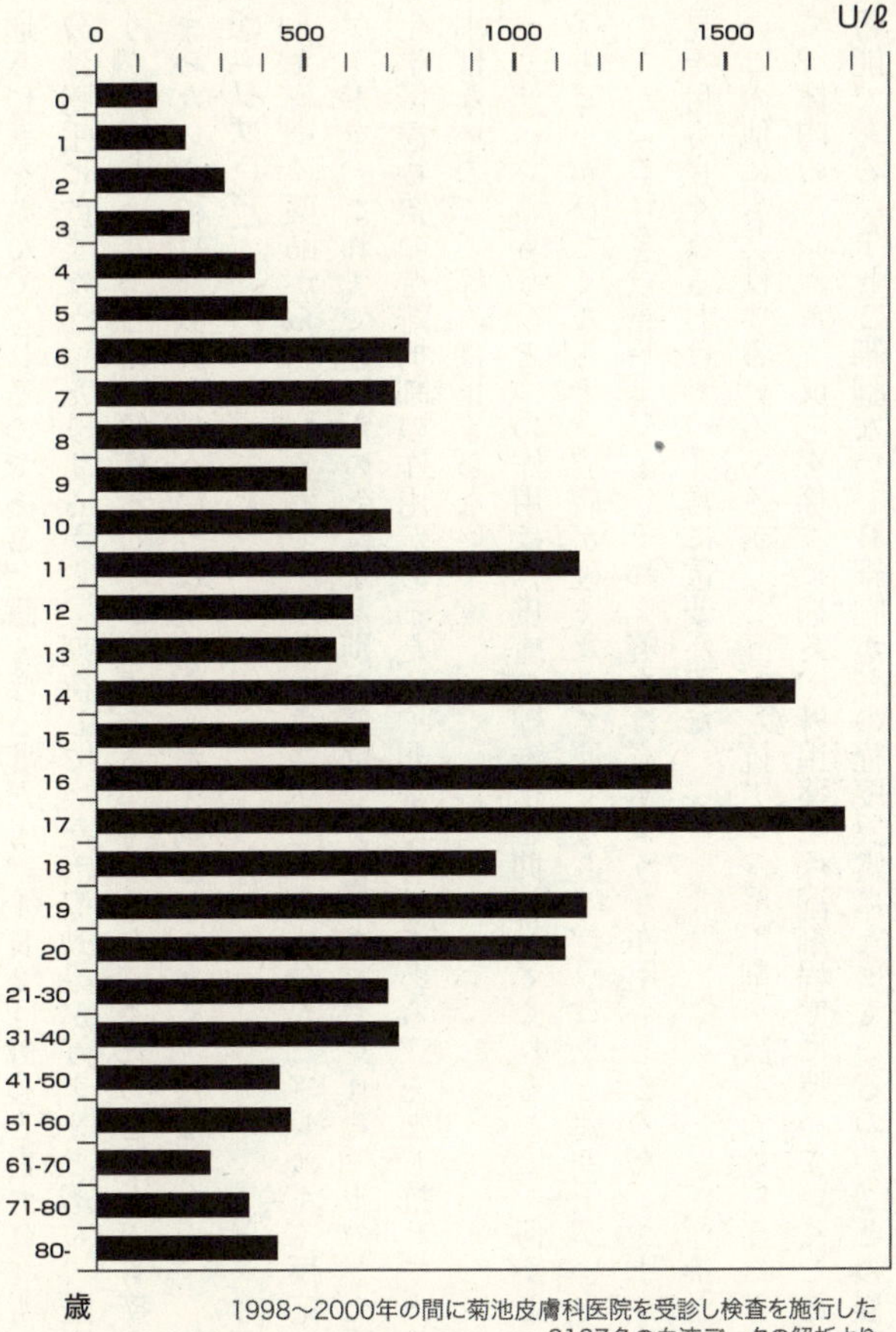

1998～2000年の間に菊池皮膚科医院を受診し検査を施行した
2187名の血液データの解析より

図9　年齢別IgE RIST値の平均値

通りに薬を飲んでくれるのである。眠くなる薬だと、1日2回飲めと言われても、朝の分は勝手に飲まなかったりするから、期待していた治療効果がガクンと落ち、医者のほうがおかしいなあと首を傾げることがままある。もちろん、これらを飲んでも痒みが収まらない人には、眠気を伴うような抗アレルギー剤も与えなくてはならない。

③「リザベン」

キッセイ薬品から出ている薬で、トラニラストという成分が、アレルギー反応のカスケードを、これまで述べたのとはまた別の部位でブロックしてくれる。そのうえ種々の化学伝達物質の遊離抑制の作用があるため、非常に有効である。ただし抗ヒスタミン作用はないので、痒みは止まらない。

リザベンのもうひとつの作用は、皮膚の線維化を抑制してくれること。何かというと、アトピーがひどくなると、皮膚が硬くなって厚くなり、ゴツゴツと盛り上がったりするのだが（これを苔癬化《たいせんか》という）、それを解きほぐすような作用もあるのだ。つまり皮膚の見た目も良くなるわけで、非常に重要な薬だ。

この他にも薬はいろいろあるが、こうした抗アレルギー剤を飲んでもらうことによって、体内のアレルギー反応を徐々に抑え、外用薬を保湿剤程度に持っていくことは十分可能である。Th2細胞ないしB細胞がどの程度異常になっているのか、どの程度Ig

Eを産生しているのか、血中にどのぐらい好酸球があるのか、などの検査数値が、どの薬を用いるかのバロメーターとなる。

さて次に、外用療法と内服療法に加え、アトピーの原因（アレルゲン）を取り除く生活改善があるわけだが、これが最も重要な意味を持ってくる。

生活改善は最も重要な治療のパーツだ

アトピーの原因、言い換えれば皮膚にアレルギーを起こす原因には、大きく分けて環境因子と食べ物のふたつがある。その患者さんが何に対してアレルギーを起こしているのかを突き止め、それを生活環境から極力取り除く努力を続けていくことによって、アトピーの症状を軽減することができる（119ページ表1参照）。

食物アレルギーというのは、ご存じの通り卵や牛乳などを摂ることによって引き起こされるもので、圧倒的に子供に多い（81ページ図6参照）。特に3歳以前の乳幼児に起こりやすく、主にタンパク質が原因となっている。

アレルギー検査によって原因となる食べ物を発見し取り除いていくわけだが、だからといって、すべての食べ物を排除するわけにはいかない。反応の強い食べ物は即刻やめてもらうしかないが、反応の弱いものはある程度許容しないと、今度は栄養の面で問題が生じてしまう。小児科の医師がよく、「卵と大豆と牛乳と米と小麦とソバとトウモロコシを全部除去してください」なんて言うことがあるけど、それでは子供は食べるものがないし、お母さんも困ってしまうから、とりあえず、これはどうしても危ないという食べ物に限定して制限する。

実際、検査が陽性に出るからといって、必ずしもアレルギー反応が起こるわけではなく、それほどヒステリックにすべてを禁止する必要はない。アレルギー反応が強く、少量でも危険なものは除去する（ピーナッツやソバなど）が、栄養面で生育に支障をきたすような事態を惹き起こすほうが、免疫を含めた全身の発育にとって問題ではないだろうか。あれも食べられない、これも食べられないとなってストレスがたまり、よけいに体を搔きむしってしまう子供がよくいる。

食物アレルギーというのは、実はかなり大量に摂取したときにのみ発症するのだ、という研究データがある。アレルギーの強さや種類にもよるが、たとえば、牛乳なら牛乳を1日何百ccも飲まないと出てこないことも多い。というのは、食べ物は胃に入って消化分解されてから腸壁の樹枝状細胞にキャッチされ、アレルギー反応を起こすのだから、皮膚にダニやハウスダストなどのアレルゲンがやってきて、そのままランゲルハンス細胞にキャッチされ、ただちにアレルギー反応を起こすのに比べれば、消化分解される過程が入る分、反応が緩慢なのである。

だから、その人にとってよほどアレルギーの強い（検査で陽性反応の高い）食べ物を摂ったり、過剰に摂ったりしなければ、そこまで神経質になる必要はないのである。

それよりも、今言ったハウスダスト、カビ、ダニといったいわゆる環境因子のほうが、アトピー患者にとって、はるかに大きな問題となる。とりわけ多いのがダニとハウスダストで、ふたつとも同じような場所に存在している。じゅうたん、カーペットを筆頭として、布団、枕、毛布、カーテン、コタツ布団、ソファーなど、繊維性でホコリを吸着するようなものに圧倒的に多い。とすると、それらを徹底的に掃除する必要がある。これはもう患者さん当人と家族がガッチリとスクラムを組んでやっていくしかない。

誤解しないで欲しいのは、ここで言うダニは、小さいダニの死骸だということだ。表皮ダニという、刺されて痒いダニよりもっと小さな種類のダニが、死骸となって悪さをするのである。死んで粉になって、皮膚にくっついてアレルギー反応を起こすのだ。また、そういったダニのフンがハウスダストになる。だから布団を干しただけではダメで、抗ダニ仕様の寝具に取り替えなくてはならない。もちろん、布団乾燥機にかけ高温でダニをやっつけたって同じこと。干したり乾燥機にかけただけではアレルゲンは除去されておらず、何の意味もないのだ。

具体的にどんな対策を取るかを列挙してみよう。

①布団や枕を抗ダニ仕様にして、ダニがそもそも寄ってこないようにする。羽毛布団はダニ100パーセントなので、アトピーには向かない。

②じゅうたん、カーペットは極力なくす。

③ソファーも撤去するか、もしくはダニやハウスダストがつきにくいビニール製のものに替える。

④ソバ殻枕が寝やすいという人がいるけれど、抗ダニ枕に替える。

⑤ぬいぐるみもダニやハウスダストの温床。抱いて寝るクセはやめたほうがいい。

⑥ダニ掃除用の吸引力の強力な掃除機を買ってくる。ダニ用スプレーみたいな殺虫剤を使っただけで安心していてはいけない。ダニの死骸や卵を徹底的に除去しなくてはならないのだ。

⑦押入の中や風呂場にカビが生えてないかチェック。湿った布団をカビだらけの押入に入れたりするのは大変危険。できれば防カビシートのようなもので処理しておいたほうがいい。それから、お風呂を使った後の生活の知恵なんだけど、最後にシャワーの温度を水にして、壁や浴槽などにかけておくと、すぐに温度が下がって湯気が消え、カビが生えにくくなる。その後、窓やドアを開けて換気しておくこと。

⑧空気清浄器は、備えておいたほうがいいだろう。ダニとかハウスダストとかカビなどを吸ってくれるだけでなく、粉塵や排気ガスも取り除いてくれる。
⑨ダニスキャンというダニの量を測る器械も売られているので、気になる人はこれで定期的に部屋や布団の状態をチェックしてみてもいい。
⑩ガスメーカーから花粉の取れる洗濯乾燥機が発売されているが、これも有効だ。特に梅雨の季節には強い味方となってくれるだろう。
⑪犬とか猫、鳥などの毛の生えているペットを、家の中で飼わない。もともとアレルギーがなかったのに、ペットを家の中で飼ったためにアレルギーを発症してしまった人もいる。特に動物アレルギーが強い人は、外で飼えないようなら、泣く泣く別れてもらうしかない。魚とか亀とかいった毛のないものは通常アレルギーを起こさない。
⑫スキンケアに気をつける。これはさらに細かい項目に分かれる。
（A）毎日お風呂に入っていたりシャワーを浴びていたりすれば、垢がたまるなんてことはない。石けんをやたらにつけてタオルで擦るのはやめること。脇の下や陰部、へそ、首筋、顔、耳の後ろなど、汗や脂分の出やすいところに石けんを使うのはいいけれど、その場合もナイロンのタオルなどでゴシゴシ擦らないこと。大事なは皮膚のバリアをこそぎ落としているのと同じことだ。石けんを泡立てて手指で洗い、

シャワーでよく洗い流すだけで十分、その他の部分は毎日石けんをつけて洗う必要はない。

(B)液体の洗浄石けんはなるべく避ける。界面活性剤が多く入っているので、汚れもよく落ちるが、一緒に大切な皮脂まで洗い落としてしまう(バリア機能を低下させてしまう)。固形石けんで、しかもそんなに泡が立たず、香りの強くないものがいい。泡なんて立たなくても汚れはちゃんと落ちているのに、洗った気がしないからと、ゴシゴシ泡立ててしまう人が多いのだ。低刺激の石けんというのが売られているから、専門医に相談してみるといい。

(C)薬用石けんは手洗い以外に使わない。殺菌作用はあるが、バリアは取れやすいし、皮膚に対する刺激も非常に強いので、特にアトピーの人には向かない。O《オー》157騒ぎのとき全国に広まったようだが、ばい菌は他の石けんでもちゃんと落ちる。たとえアトピーじゃなくても、特に肌の弱い小さなお子さんには使わないほうが無難。

(D)熱硫黄風呂に長く入らないということはすでに述べたが、入浴剤にも気をつけること。保湿成分が皮膚にいいからといって、何でも入れればいいというわけではなく、香料や青色△△号なんていう着色料がたくさん入っているものは、すぐに使用を中止したほうが良い。「○○の湯」だとか「日本の××湯シリーズ」といったスーパーで売られているものには、たいていそうした成分が入っている。保湿剤だけの、治療を目的とした入浴剤をいろいろなメーカーが出しているから、専門医に尋ねてみて欲しい。

⑬化粧品は使わないで済むなら使わないほうがいいが、必要なときもあるだろうから、なるべく低刺激の製品を選ぶようにする。たとえば、ジョンソン・エンド・ジョンソンが発売している「ＲｏＣ《ロック》」という化粧品（ドラッグストアなどで売られていることが多い）は、低刺激で良い。その他の製品でも、無香料、無着色で、成分もシンプルな化粧品のほうが良いので、注意して選ぶこと。

⑭化学繊維の服や下着はなるべく避けたほうがいい。できれば１００パーセントコットンなど、汗を吸い刺激にならないものにする。洗濯屋さんでバッチリ糊づけされた衣類や、ドライクリーニングで溶剤を通したものは、アトピーの皮膚には好ましくない。

⑮学生服はこまめに洗え。その他の衣類には気をつけていても、意外と盲点なのが学生服。青春の匂いなんて悠長なことは言っていられない。学生服は汗とホコリと、ひどい場合にはカビの塊なのだ。毎週末には洗濯屋さんに持っていくぐらいの注意が必要。

⑯プールや、最近全国の市町村で作られている温泉施設なども、レジオネラ菌などの

問題で塩素が以前にも増して多く入れられるようになっているから、注意が必要。

⑰乾布摩擦は絶対禁止。よくおジイちゃんが孫に、皮膚を強くすると風邪を引きにくくなるからと、乾布摩擦をさせていることがあるが、アトピーの場合は厳禁。理由は⑫の(A)と同様で、セラミドやスクアレンといった、皮膚を守っているバリアを自ら壊してしまうことになるからである。同じく、一時はやった垢すりなんかも絶対ダメ。ボロボロと大量に取れるのは垢ではなく、ほとんどが皮膚を守ってくれている重要な皮脂などのバリア成分なのだ。

⑱痒いからといって顔を叩くな。「掻くんじゃなく叩くといい」なんてまったくの迷信。アトピー患者が顔を叩くのは自殺行為に等しい。アトピーの人は網膜剥離《はくり》を起こしやすいことが、最近知られるようになった。アトピーの人は皮膚だけでなく網膜も脆弱だから、その周辺を叩くなんて、自分で網膜剥離を起こそうとしているようなものなのだ。ボクシングで辰吉丈一郎が何度もパンチを食らって引退騒ぎになったけど、あれと同じことだ。痒かったら冷やす。アイスノンみたいな保冷剤をシモヤケしないようにタオルに包んで当て、専門医からもらった薬を塗るかすぐに病院に行く。絶対に叩くな。

次ページの表2に、アトピー治療上よくある誤解をまとめたので参照して欲しい。

さて、この章で具体的な治療法と生活上での注意点について述べてきたが、アトピー

×誤解	○正解
ダニアレルギーがある人の場合、バルサンや加熱式フトン乾燥機でダニを殺すとよい。	殺すだけでは役に立たない。ダニの死骸が皮膚に悪さをするので、その後の掃除が不可欠。
アトピーは毎日全身に石けんをつけ、タオルでごしごし擦って洗うのがよい。	擦るとかえってバリア機能が落ちるので、アトピーを悪くする。あかすり、乾布まさつは厳禁!
アトピー患者には薬用石けんがよい。	薬用石けんは刺激になるので禁物。むしろ低刺激石けんを使うこと。
アトピーの飲み薬は塗り薬より強いので、飲まないほうがよい。	飲み薬＝強い薬ではない。それよりも、強いステロイド外用剤を長期間使用するほうがよっぽど怖い。
アトピーの痒みを抑えるためには、掻かずに叩くとよい。	顔を叩くと、アトピーの場合、網膜剥離で目が見えなくなる恐れがある。冷やすのが正解。
漢方薬や健康食品は副作用がないので安心だ。	漢方薬や健康食品でも薬疹その他の副作用はある。

表2　アトピー治療上よくある誤解、迷信

を治すにはこれらの組み合わせが非常に重要な意味を持ってくる。

これは治療の趣旨を分かりやすく説明するためのたとえ話であるが、今ここにAという患者さんがいたとする。そのAさんが、どうやら自分はアトピーらしいということで僕の病院にやってきた。検査をしてみると、確かにダニとハウスダストに対する血中アレルギー反応が10というレベルで検出された。そしてさらに、Aさんの家のじゅうたんには10というレベルでダニとハウスダストが存在すると仮定しよう。すると、Aさんには現在、内側からのアレルギー反応10×外側からのアレルゲンによる刺激10、つまり100というレベルでアトピー性皮膚炎が発症していることになる。湿疹はかけ算でできるのだ。

そのAさんへの治療として、湿疹の状態、痒みの強さなどを総合的に考え合わせ、塗り薬を決め、対症療法をおこなうと同時に、抗アレルギー剤を飲んでもらう。そうして6カ月たったら、アレルギーが10から5のレベルに下がってきた。さて、それと並行して布団を抗ダニ仕様に替え、Aさんの奥さんにダニとハウスダストを徹底的に掃除してもらった。結果、家の中のダニやハウスダストをゼロにするのは不可能だけど、10あったのを3のレベルにすることができた。すると、今まで100のレベルだったアトピーが、5×3＝15というレベルにまで低下した。

100あった湿疹が、15のレベルにまで下がってくれれば、これはもう治った感じさえする。少なくとも、夜痒くて寝られないとか、会社に行けないなんてひどい状態ではなくなる。日常生活に支障のない程度に落ち着くのだ。

そしてさらに数ヵ月、症状を見ながら治療を続けていけば、アトピーのレベルをもっと下げることができる。今現在の薬ではアレルギー反応をゼロにすることはできないかもしれないが、アトピーのメカニズムは、ここまで述べてきたように解明されているわけだし、何をどうすれば完治するのかという理屈は分かっているのだ（第8章参照）。

アトピー性皮膚炎というのは、医者と患者さんの連係プレーである。お互いに信頼関係を築き、医者は薬で患者さんの体内のアレルギーを減らし、患者さんも身の回りのアレルギーの原因物質を取り除く。どちらかが相手に頼っていては、効率よく治すことはできないが、その連係プレーがうまくいったとき、アトピーはもはや「奇妙な」病気ではなくなるのである。

第7章　アトピー診察室

症例①「たらい回し」にされた25歳の女性

25歳の女性。近所の皮膚科で「アトピーです」と言われて治療を受けていたのだが、あまり治りが良くないということで、某大学病院を紹介された。そこで何が起こったかというと、いわゆる「治験」に組み込まれてしまった。

「こんど新しい薬が出るんだけど、ちょっと使ってみませんか？」

と担当医に聞かれ、簡単に同意してしまったのだ。もし承諾してくれないなら一般の再診に回すみたいな言い方だったから、仕方なく受け入れてしまったのである。しかも承諾書もなしで。ところが、その薬を塗っても一向に良くならず、治験の期間が終了したら、

「はい。じゃあ来週から一般の再診のほうに行ってください」

って放り出されちゃった。新薬のデータが取れたから、その医者にとってはもう興味のない患者さんになってしまったのだ。例の再診たらい回しというゴミ患者扱いになってしまったわけである。その後も、毎週毎週診てくれる医者が違って、とりあえず薬を出してくれるだけでちっとも良くならないから、彼女のほうから病院に見切りをつけ、別の大学病院に移った。そこでどうなったかというと、そこでも別の治験をするはめに……。

ある薬を治験で使用した場合、その薬の効果が完全に消えるまで別の治験はやってはならないことになっているのだが、病院を変わってしまったから、それが分からない。それで、また別の薬を試されて、その治験が終わると、やっぱり同じように再診に送られる、というたらい回し。とうとう彼女はキレて、民間療法に飛び込んでしまい、わけの分からない漢方薬を飲み続けた。

それがあるとき、知人から評判を聞いて、僕のところにやってきた。きっと藁にもすがる思いで駆け込んできたんだと思うけど、もうそのときはグチャグチャで、ジクジクと体液が出ている全身火傷のようなひどい状態だった。ステロイド軟膏を塗らざるを得ない緊急事態だったんだけど、彼女は医者に対する不信感があるから、どうしても言うことを聞いてくれない。で、日本の治験のシステムの現状、貴女が失敗したのはどうしてか、そもそもアトピーとは何か、アレルギーとは何か、この本でずっと書いてきたようなことを1時間かけて説明した。そしたらようやく理解してくれて、じゃあ通ってみます、ということになったのだ。

検査をし、原因を取り除きながら対症療法としてステロイド軟膏を塗り、抗アレルギー剤を組み合わせながらゆっくりゆっくりステロイドの強さを落として、ようやくステロイドを使わないでコントロールできるほどまでに回復した。だけど、そこまで来るのに2年かかった。それほどひどい状態にされてしまっていたのだ。今はたまに非ステロイドの塗り薬をもらいに顔を見せにくる程度で、落ち着いている。

【教訓1】大学病院の「治験」には思わぬ「落とし穴」がある。

症例②「内科・皮膚科」――ステロイドがだんだん強くなる

45歳の男性。全身に湿疹が出てきたので、「内科・皮膚科」と書いてある診療所に行った。そうしたら、

「ストレスだね」

のひと言で片づけられてしまった。そりゃまあ、45歳の働き盛りだったら、何らかの

ストレスはあるだろう。ないほうが珍しい。で、ステロイドの塗り薬をもらった。塗ると、もちろん治る。きれいになっちゃう。でも、塗るのをやめると、また湿疹が出てくる。それで、また塗る。治る。塗る。治る。しばらくすると、だんだんその薬が効かなくなってくる。それを訴えると、先生の出す薬が、だんだん強くなっていく。そんなことをずっと繰り返しているうちに、とうとうストロンゲストといういちばん強い塗り薬をもらうようになった。それでも効かなくなって困っている状態で僕のところにやって来た。

「今日はどうしてこちらに見えたんですか？」

「いや、いつまでたっても湿疹が治らないから、やっぱり『本当』の皮膚科に行ったほうがいいと思って」

う〜ん、だったら最初から来て欲しかった。

診察すると、典型的なアトピーの症状。１年半も強いステロイドを塗り続けていたから、副作用が皮膚に出て、皮膚が薄く、赤く血管が浮いた状態になっていた。検査をし、ＩｇＥがどの程度の数値か調べ、ステロイドの副作用を取るためにビタミンＢ群の内服も併用した。

この患者さんはＩｇＥの値（ＲＩＳＴ値という）も、個別のアレルゲンに対する値（Ｒ

ＡＳＴ値という）も高かったから、抗アレルギー剤の内服に合わせ、ダニ、ハウスダストなどの原因を取り除くような生活改善を積極的におこなったら、みるみる良くなり、ステロイドのグレードも弱くすることができた。この頃は、ステロイドの入った軟膏を塗っているときもあるけれど、日常生活にはまず支障ない程度にまで治っている。

最初に通ったのはもちろん皮膚科の専門医ではなく、消化器内科の医師。だから標榜医というのは怖いのである。

【教訓２】「内科・皮膚科」と標榜するのはまず皮膚科専門医ではないので御用心。

症例③　いきなりステロイドの内服薬を飲まされた！

症例②とは逆のパターン。30歳の男性。この人はごく普通の内科に行った。

「体が痒いんです」

と訴えたら、

「これは効くから、飲みなさい」

と言われ、皮膚を診せることもなく、いきなり内服ステロイド剤を飲まされた。だんだん外用のステロイドが強くなるパターンじゃなくて、いきなりステロイドを飲まされてしまったわけだ。飲めば、しばらくすると湿疹は収まる。そりゃそうでしょう、ステロイドの内服なんだから。なくなるとまた病院を訪れては薬をもらい、4、5カ月飲み続けていた。最初は1錠で効いていたのが、だんだん効かなくなってきて、僕のところにやってきたときには、1日6錠も飲んでいた。

「どこでもらったんですか、このお薬？」

「内科の××先生」

あれれと思って聞いていると、

「最近顔が火照ったり、みんなに太ったって言われるんですけど……」

「それはステロイドの副作用です。骨も脆くなってくるし、髪の毛も抜けることがありますよ」

「あ。そう言えば最近顔は丸くなるし、髪の毛が薄くなってきたんですよね」

診察すると典型的なアトピー。検査でも、ダニやハウスダストにアレルギーが強く認められた。とにかく内服ステロイドをやめないといけないのだが、おそらくすでに副腎に萎縮が来てしまっているから、急に止めると副腎機能不全といって、血圧が急激に落ちてショック状態になる。6錠を4錠、2錠、1錠とだんだん減らしていって、ようやく1カ月半ぐらいで止めさせた。

で、その間にステロイドの外用剤を塗らせ、抗アレルギー剤を併用し、原因（アレルゲン）を取り除く生活指導をして、今では塗り薬もかなり弱いものにすることができた。

太ったとか、顔が熱くなるとか、丸くなるという副作用も取れてきている。

内科の医師は膠原病などでステロイドの内服薬を出すことが多いせいか、割と簡単に皮膚病にも内服ステロイドを処方してしまいがちなのかもしれない。


【教訓3】皮膚が痒くなったからといって「内科」でついでに薬をもらわない。

症例④　顔が命の女優さんが、強いステロイドを塗られてしまった

28歳の女優さん。これまた怖い話なのだが、近くの産婦人科で婦人科の治療を受けていたとき、アトピー性皮膚炎もあるということで、外用ステロイドをもらった。

「ロケに間に合わせるために、どうしても顔の赤みを取りたいんです」

とお願いしたらしい。そうしたらその医師、

「じゃ、これ塗りなさい」

といって、ストロンゲストの「ダイアコート」という塗り薬を出した。女優さんが顔に塗ってみると、血管収縮がすごいから、顔の赤味がみるみるうちに取れる。もちろん、ロケは無事終了。

ところが、また別のロケが始まって、結局ストロンゲストのステロイドをずっと顔に

塗り続けなければいけないハメになってしまった。

　僕のところに来たときには、目の周りは皮膚が薄く血管が浮き出し、赤くクマみたいになっていて、とんでもないことになっていた。ところが、この人には困った。

「その薬はやめなさい」

　と言っても、

「この薬を塗らないと赤味が取れない。それじゃ監督に来なくていいって言われてしまう。女優としてやっていけなくなる。だから塗らないといけないの」

　と、どうしても言うことを聞かない。それで、このまま塗り続けているとどんな悲惨なことになるか、ステロイドの副作用の怖さについて懇々と説明し続けた。すると、ちょっと脅かし過ぎたのか、今度はそんな怖い薬はやめる、怖いから一気にやめる、と言い出してしまった。

　実はこれ、正直言って僕の失敗だったんだけど、今度はどうしてもやめたいと言って聞かないから、

「いいですよ、じゃあやめてごらんなさい」

　と応じてしまったのだ。ステロイドを一気にやめ、ビタミン剤と抗アレルギー剤を飲んで、非ステロイドの塗り薬で治療を始めたんだけど、激しいリバウンドが来て、１週

間で目が腫れて開かないぐらいになってしまった。それで、「じゃあ、ゆっくり、ゆっくり、中ぐらいのステロイドを塗って、次に弱いステロイドにして、だんだんなくしていこうね」

と納得させて、それに原因も取り除くよう指導して、今ではようやく、かなり弱いステロイドと抗アレルギー剤でコントロールできるようになった。化粧をすればほとんど分からないぐらいになって、仕事にも復帰でき、副作用もほぼ消失した状態だ。

【教訓4】ステロイドの外用剤は決して皮膚科以外でもらわない。

症例⑤　金属アレルギー

66歳の男性。2、3年前から体に猛烈に痒いボツボツが出てきた。近所の皮膚科で、

「ああ、これはアトピーですね」

と検査もせずに診断され、抗アレルギー剤とステロイド外用剤による治療を受け続けていた。ところが、いつまでたっても良くならないので、僕のところにやってきたのである。

まず僕は66歳という年齢にちょっと引っかかった。もうこのぐらいの年になると、IgEの値も減ってくるし（つまり核弾頭つきミサイル攻撃部隊が少なくなっているという

こと）、新たにアトピーになる人というのは珍しいからだ。

そこで検査をしてみると、やっぱり食べ物やハウスダストなどに対するアレルギーはほとんど検出されなかった。何にも出てこない。それで、もしかしたら薬疹かなと思った。つまり何か薬の副作用で発疹が出たのかなと考えて、飲んでいたいろんな薬に対するパッチテストもしたのだけれど、反応なし。何が原因なのかまったく分からなかった。

困り果てて、患者さんの口の中を覗いてみた。すると銀歯や金歯がいっぱいあるではないか。しかも口の中の粘膜が荒れていて、白い苔みたいなのがたくさん付着している。

〈あ、これはおかしいな〉

と思って今度は金属のパッチテストをしてみたら、水銀と白金とパラジウムに対して陽性という結果が出た。つまり、かなり強い金属アレルギーのあることが判明したのだ。

それで、近所でいつも相談に乗ってくれている歯医者さんに頼んで、金属の歯を全部取り替えてもらうことにした。金属の歯、つまりクラウンを、すべてレジンという合成樹脂やセラミックに替えてもらったのである。

すると、痒みがまずピタッと止まった。そのあとしばらく塗り薬や抗アレルギー剤を続けていたところ、発疹もなくなってきれいさっぱり治ってしまった。

こうした発疹は、アトピー性皮膚炎によく似ていて、専門医でもなかなか見分けがつかないことが多い。体中にボツボツがあって、それが痒くて掻き壊して、それによって皮膚が厚くなり、アトピーそっくりになる。こうしたアトピーそっくりの湿疹が金属アレルギーで起こることがよくある。最初の医師はそれを見落としてしまったわけ。だからいくら抗アレルギー剤を与えたって、原因が取れないのだから治らない。

さらに、この患者さんのように煙草をよく吸う人は、口の中が酸性になりやすいから、歯の金属が溶けやすい状態になっている。金属がイオン化するのだ。だから何十年もかかって、歯の金属が少しずつ少しずつ溶け、体内のリンパ球が反応し始め、皮膚に金属によるアレルギー性皮膚炎を起こしたのである。煙草というのは、肺ガンや食道ガンだけではなく、こういういろんな悪さもしているのだから、止めるに越したことはない。

【教訓5】検査をきちんとしないと、皮膚科専門医だって誤診することはある。

症例⑥　民間療法にハマった27歳の店員さん

珈琲屋の店員をしていた27歳のアトピー性皮膚炎の男性。他の病院でごく普通にステロイド軟膏を使った治療を受けていたらしい。ところがある日、

「ステロイドは怖いよ」

という民間療法のマインド・コントロールのような商法に引っかかり、石けんや入浴

剤、健康食品と称するものを50万円以上も買わされた。ずっとローンを払い続けていたのだが、ぜんぜん効かないし、お金が続かないので、知人に相談してみたら、その知人が偶然僕の友人だったため、当院にかかることになった。

全身に湿疹が出ていたが、検査をしてみると中程度のアトピーだった。非常にオーソドックスに、抗アレルギー剤を飲んでもらいつつ、中ぐらいのステロイド軟膏から始めたところ、3カ月でもうツルツルになってきた。

この店員さんはまだ独身で、部屋はメチャクチャに汚かったらしいのだが、検査をするとダニやハウスダストに対して強いアレルギーのあることが分かったので、民間療法の変な薬を飲んでいるよりも、布団を抗ダニ仕様のものに替え、部屋を片づけてみなさいと言って、じゅうたんをはがさせ、雑誌やら食べ残しやらを徹底的に掃除させた。それに大きな効果があったようだ。今ではもう、ほとんど僕のところに通って来ないくらい良くなった。

民間療法の高価な製品に手を出すより、寝具を替えたり、自分の部屋をきれいに片づけるだけで、症状がかなり軽減されることが多い。ちょっと発疹が出てきて痒いな、とか、鼻がむずがゆいけどひょっとして花粉症じゃないかなと思ったら、ハウスダストのアレルギーを疑う必要もある。

【教訓6】部屋をきれいにするだけでもアトピーはかなりよくなる。

症例⑦ 正しい民間療法もあるんだけど……

これは僕の大学病院時代の経験。この患者さんは外来で、再診をグルグル回されていた。僕も何度か診たことのある人だったんだけど、ある日突然来なくなって、どうしたのかなって思ってたら、半年ぐらいしてひょっこり姿を現した。しかもツルツルの肌になって。

「どうしたの？　すごくきれいになったね」

って驚いて聞いたら、民間療法をやっていたんだという。その日はアトピーじゃなくて、火傷の治療にやってきたのだった。

どんな民間療法だったかというと、いわゆる転地療法の一種で、岩手県にある山奥の寺に籠もっていたらしい。ああなるほど、と思った。山奥のお寺なら、まずホコリ（ハウスダスト）が少ない。しかも、板の間ばっかりでじゅうたんなど敷いていないわけだから、ダニも少ない。布団も毎日よく干していたらしいし、毎日きれいな湧き水を飲み、排気ガスなんかもなく、コンビニの添加物だらけの弁当も食べない。

ということはつまり、アレルギーの原因となるものをほとんど断ち切ることができたわけだ。それなら確かに良くなる。第5章でも触れたが、民間療法といっても、ちゃんと理屈に合っていることをしているわけだから。

ところが、残念ながらこの患者さん、東京に戻ってきて1カ月もしたら、アトピーが再発してしまった。そりゃアレルギーの原因がいっぱいあるところに戻ってきたんだから当然だ。だって、一時的なアレルゲン除去の治療をしただけなのだから。

「一生お寺で暮らすしかなくなっちゃうよね」

って、その患者さんと話をしたことを今でも覚えている。

【教訓7】理にかなった民間療法は効いて当たり前。

症例⑧　言うことをまったく聞いてくれない医師不信の患者さん

50歳の女性。数カ月前から体に湿疹が出て痒くなってきたので、近くの皮膚科に行ってみた。すると、

「これはアトピーだね」

と診断されたんだけど、これが誤診だった。ステロイドを塗って治療を続けていたのだが、いっこうに良くならず、その医師はやがて漢方薬も加えるようになった。それでも状況は悪くなる一方。それでその女性は、医者を代えてみようと僕のところにやって

きたのだが、そのときはすでに医者不信に陥っていた。

ともかく検査をしてみると、スギの花粉にだけ弱いアレルギー反応があったものの、その他のダニやハウスダスト、カビなどにはまったく反応が出ない。ただ、白血球の一種である好酸球の数値だけ異常に高く、25パーセントもあった。この場合、アトピー以外に疑われるのは薬疹である。それで、漢方薬でも健康食品でもいいから、何か飲んでいるものがないか聞いてみた。しかし当人は、前の医者にもらっていた漢方薬はもう飲んでいない、今は他には何もないと言う。おかしいなと思いつつ、その日は抗アレルギー剤を1週間分処方して帰した。翌週やってきたとき、少し良くなっていたので、

「もうお薬がないでしょう。出しておきましょうか?」

と聞いたら、

「いや、まだたくさんあります」

という答えが返ってきた。こりゃ言われた通りに飲んでないなと思い、ちゃんと飲まないと治らないよと諭《さと》して帰したら、その次の週にやってきたときは、

「薬がなくなりましたからください」

と言う。そうか、今度は飲んでいるのかと思って薬を処方した。ところが、それ以降も何か様子がおかしい。薬をくださいという日があるかと思うと、いらないという日が

ありり、症状も一向に良くならない。で、ちょっとしつこく問いつめてみた。

「ここからの薬以外に何か飲んでいるでしょう？」

「いえ、飲んでません」

「この発疹と検査データから考えると、何か飲んでいるとしか思えないんだけど」

「いや、飲んでません」

そんなことが何回か続いたのだが、最後にとうとう、実はある煎じ薬を飲んでいると
いうことを白状した。何でも滋養強壮にいいと勧められたらしいのだが、正体は不明。

「この湿疹は、その煎じ薬のせいだと思うから、とにかく一度、飲むのをやめてみて」

と説得したのだが、

「いや、そんなはずはない。その漢方の先生は絶対に副作用はないと言っている」

と頑として言うことを聞かないのだ。その挙げ句、

「その漢方薬は私にとって命の次に大事なもの。私は漢方で治します」

と言って、突然来なくなってしまった。

それからずいぶんたったころ、水銀アレルギーの若い男性がやってきた。脇の下とか
股間に特徴のある発疹があったから、

「あなた、きのう水銀体温計を割ったでしょ？」

と聞いてみたら、その患者さん、

「えっ！　先生、何でそんなこと分かるんですか？」

と呆然とした顔をした。水銀の入った温度計や体温計を割ると水銀がコロコロと転がり出てくるのを見たことがある人は多いと思うが、その水銀はものすごい勢いで蒸発して、部屋の中に蒸気となって漂うのだ。それを水銀にアレルギーを持っている人が吸うと、脇の下とか股間とか体の擦れる部分に湿疹ができてしまう。だから多分そうだろうと思って聞いたら、ドンピシャリその通りだったのだが、原因を一瞬で突き止めて数日で治したものだから、患者さんはとても感激していた。

ある日その男性が、自分のお母さんを連れて病院にやってきた。診療室に入ってきたとき、驚いたのは今度は僕のほうだった。そのお母さんというのは、あの煎じ薬に走って来なくなってしまった女性患者だったのである。息子の水銀アレルギーを一瞬で見抜いた先生だということで、漢方の先生より信用できると思って来たようなのである。そして、

「先生、これ、お返しします」

といって紙袋を差し出した。何だろうと思って開けてみると、なんと僕が出した飲み薬の山。何百錠という薬を、まったく飲まないまま、ぜんぶキープしてあったのだ。い

や、道理でちっとも良くならないと思った……。

ここはもう攻めどころだから、

「僕の言うことは嘘じゃないでしょう？」

「息子さんの水銀アレルギーもすっかり治ったでしょう？」

「あなたの発疹はアトピーじゃないよ。その煎じ薬の薬疹に間違いないよ」

と畳み込み、正体不明の煎じ薬をやめなさいと言ったら、今度は素直に言うことを聞いてくれた。そうしたら、案の定それだけで1カ月後には治ってしまったのである。

最初の病院でアトピーと誤診され、しかも正体不明の煎じ薬に加え、さらに漢方薬を与えられたものだから、薬疹を見逃す結果となり、医者不信に陥ってしまったのだ。たまたま息子が治ったから考え直してくれたものの、いまだにその煎じ薬を飲んでいたら、と考えると恐ろしくなる。ちゃんとした漢方医ではなく、どうやら知り合いの薬局のおじさんか何かに勧められたらしいのだが、漢方薬なら副作用がないなんて誤った常識に騙されて、こういうことになってしまったのである。

不幸といえば不幸な患者さんだったけど、医者と患者さんの間に信頼関係がないと、こういうことになる。そしてまた悲しいことに、似たようなケースは日常茶飯事なのだ。

【教訓8】 漢方薬に副作用がないというのはまっかなウソ。認識をあらためて!!

症例⑨　ちょっと怖い、子供のアトピーの話

　これは怖い話。でも、よくあることでもある。

　生後6カ月の赤ちゃんが、ある小児科で何の検査もせずアトピーだと診断された。そして、皮膚が特に敏感な赤ちゃんの顔にステロイドを塗るべきではない、と考えたその医師は、非ステロイドの塗り薬をずっと塗らせていた。ここまでは良かったのだが、そのうちに顔から滲出液がジクジク出るようになり、黄色いかさぶた状となって、いつも固着するような状態になってしまった。それをお姑さんが、

「私の息子はこんなことになった試しがない。孫がこんなになったのは、あんたが悪い血を入れたからだ」

　とひどいこと言っていじめたものだから、お母さん、小児科では治らないと思って、

「私のせいなんでしょうか」

　と泣きながら僕のところに駆け込んできた。ところが見た瞬間、アトピーではないと分かった。典型的な乳児脂漏性湿疹、プラス非ステロイド外用剤によるかぶれだったのである。それまでの経緯を聞いてみると、小児科では検査もしていないのに卵はダメ、ソバはダメ、パンもダメ、うどんもダメ、牛乳もダメ、大豆も米もダメ、み〜んなダメだ

と言われていたらしい。それじゃ食べるものないじゃないですか、とその医師に言ったら、

「じゃあ、野菜の溶かしたやつだけ食べさせなさい」

と言われたという。検査もしないですごいことを言う。そこですぐに検査してみると、卵白にだけ軽いアレルギーがあったものの、後は何も出てこない。

「卵白だけ一応やめておけば、後は何を食べてもだいじょうぶですよ」

と言って、小児科の非ステロイド外用剤をやめさせたうえ、抗アレルギー剤とともに、弱いステロイド外用剤を塗っていたら、1週間後にすっかり良くなった。それきり再発もしていない。

アトピーでなければ、だらだらとステロイドを使う必要はない。もともと乳児脂漏性湿疹は短期間で治ってしまう病気だから、ステロイドも使いようで、短期間塗ってすぐにやめてしまえば怖がることはない、という典型的な症例である。

前にも触れたように、赤ちゃんのある時期、一時的に食物アレルギーが出てくることがあるのだが、そうしたアレルギーを伴う脂漏性湿疹の存在を分かっていない小児科医が多い。子供の皮膚病の場合、診断を誤り、誤った治療を続けていると、前述のバリア機能が障害されて、元々アトピーではなかったのに、アレルギーを生じてしまうことがあるのだ。これはいわば、小児科医によって作られたアトピーともいえるわけで、青少

年期をアトピーで苦しんでいる患者さんの中には、この種の患者さんが何割かいることは否定できない。

だから、赤ちゃんを病院に連れて行くときは、小児科でぜんぶ診てもらおうとは思わずに、それぞれの専門家のところに行きなさい、と口を酸っぱくして言うのである。

【教訓9】検査もせずにするアレルギー指導は絶対に信じちゃダメ。

症例⑩ 顔を切り取られそうになった保育士さん

近くの皮膚科に通っていた32歳の保育士の女性。アトピーだということでずっとベリーストロング・クラスのステロイドを顔に塗らされていた。1年半通ううちに、ステロイドを塗っても湿疹が治らなくなってきた。そうしたら、ついにステロイドの飲み薬を飲まされるようになった。それを飲むと良くなり、塗り薬だけにしたり、また効かなくなって飲み薬を飲んだりを繰り返していたが、それでも悪化する一方なので、その医師が、

「治らないからバイオプシーをしましょう」

と言い出した。バイオプシーとは皮膚生検のことで、麻酔をして病変のある皮膚を切り取り、病理検査という顕微鏡の検査に出すのである。

医師が突然思い立ったように、

「切りましょう」

なんて言い出したので、保育士さん、嫌だといってすぐに逃げ帰った。その足でそのまま、泣きながら僕のところにやってきたのである。

顔を診てみると、頬の顎《あご》寄りのところとか、首筋のところとか、髪の毛の生え際に湿疹がひどい。ひと目見て、これはシャンプーか石けんのかぶれじゃないかと疑った。そこで、

「あなたが使っているシャンプーや石けん、ヘアダイ、化粧品を今ぜんぶ持ってきて」

と言って家から持ってこさせ、それをパッチプラスターという絆創膏に1滴ずつ垂らし、彼女の背中に張って調べてみた。すると2日後、20個の製品のうち、18個に対してアレルギーが出てしまったのである。つまり当時、彼女は市販のほとんどの製品が使えない体質だったのだ。そこで、僕のところにある低刺激のシャンプーと石けんを渡し、外用剤を主とした治療を開始したら、2、3週間でスーッときれいになった。ところがその後、

「先生、やっぱりこの頃痒いんです」

と言う。僕が渡した低刺激のシャンプーと石けんのパッチテストをしてみたら、こん

どはそれにも反応が出ていた。ひどい湿疹があると、皮膚のバリア機能が落ちているから感作も起こしやすい。つまり、化学物質が皮膚を素通りしてランゲルハンス細胞を刺激し、湿疹を起こしやすい状態になっている。だから、最初は大丈夫だった低刺激のシャンプーも石けんも、だんだんとアレルギーを起こすようになってしまったのである。それで、また別の低刺激のシャンプー、石けんを与えたんだけど、また何週間かでそれもダメになって、を繰り返した。

そこで、念のため血液のアレルギー検査をしてみると、ダニやハウスダストに中等度のアレルギーもあることが判明し、抗アレルギー剤やビタミン剤などを併用するようにしたら、ゆっくりとＩｇＥの値が減ってきた。

この保育士さん、前医でのこともあって、絶対にステロイドだけは嫌だと言い張ったから、良くなるのに2年半もかかったのだが、そのうちに使える石けんやシャンプーが今度は逆に増えてきた。ただ、ときどき急に悪くなることがあったから、

「ホコリがいっぱいのところに行ったりしてない？　心当たりはない？」

と聞くと、悪くなる前には、勤め先の保育園で3クラス分ぐらいの布団の上げ下ろしをしていたことが判明し、これも診断書を書いてあげてその作業からはずしてもらったら、すぐに症状は改善した。今ではとても良くなって、

「先生、ハワイに行くから日焼け止めちょうだい」
ってときぐらいしか、姿を見せないようになった。

【教訓10】アトピーの患者さんは、ダニやハウスダストだけでなく、いろいろなものにかぶれやすいので注意が必要。

症例⑪　腸内細菌ですっかり良くなってしまった……

27歳の女性。彼女はステロイド歴がかなり長く、物心のついたころから、すでに顔にステロイドを塗っていたという。いろんな病院を転々として、ずっとステロイドを外用していたらしい。初診のとき、顔からポタポタと体液が出ている状態だった。

「ぜったいにステロイドは嫌です」

彼女はそう言い張り、強いステロイドを短期間塗って症状を抑えてから、原因療法も併用してどんどんステロイドを弱くしていくから、そのほうが治りが早いから、と説得してもまったく受け付けず、

「ステロイドを使うなら通いません」

と断固ステロイド拒否を主張し続けた。よし、何とかしようと言って、非ステロイドの軟膏と抗アレルギー剤で治療を開始したのだけれど、もう何十年にもわたるステロイ

ドの副作用が出てしまっているから、ほとんど良くならない。顔は滲出液に加え涙もボロボロと流れてきて、もうドロドロの状態。毎日通わせ、点滴もして体の中のアレルギーの原因物質が薄まるよう努力し、布団を替え、部屋のリフォームまでさせハウスダストが増えないようにするなど手を尽くしたのだが、この患者さんの場合はぜんぜん症状が好転せず、僕も本当に困っていた。

そんなある日、その患者さんが、

「先生。インターネットで見たんですけど、乳酸菌の内服をするとアトピーが治るということが書いてあったんで、ちょっと飲んでみたいんです」

と相談してきた。乳酸菌を飲んだってアトピーが悪くなることはないと思ったから、別に構わないよ、と返事をしたんだけど、内心、乳酸菌を飲んだって治りはしないだろう、とたかをくくっていた。

ところが、飲み始めたらだんだん良くなって、3カ月もしたら、ステロイドを一切使っていないのに、顔がツルツルになってきた。そのころはすでに、ステロイドをやめたことによるリバウンドもなくなって来てはいたのだけれど、それにしてもあまりにきれいな肌になったから、正直驚いてしまった。

この女性は血液検査でカンジダというカビの一種にアレルギーがあったのだが、おそらく腸壁でそのカンジダが繁殖し、腸壁の樹枝状細胞がそれに強く反応し、アレルギーを起こしたのだろう。下痢をしたことや胃腸の調子が良くないことも訴えていたから、乳酸菌を飲むことで腸内の善玉菌がきちんと働くようになり、カンジダの繁殖を抑制したと考えられる。神経性の下痢だろうなんて見過ごしていた僕の不注意でもあった。

これは自分にとっての大事な教訓でもある。それまで僕は、そうした民間療法の効果はほとんど認めていなかった。もちろん、すべてのアトピー患者が乳酸菌で良くなるとはいえないが（現在では腸内細菌の免疫に与える影響は非常に大きいことが知られている）、当時の常識では治せなかったのも事実なのである。

【最後にボク自身への教訓】日々の診療でボクらがこんなふうに患者さんに教えられることもよくある。毎日毎日が勉強なんだ。

第8章　未来へ——アトピーをめぐるこれからの問題点

アメリカでの研究生活を終え、日本に戻ってきてからはや12年という歳月が経つ。JR日暮里駅前に皮膚科専門のクリニックを開き、以来、延べ40万人を超える患者さんと接してきたのだが、その間、僕が痛切に感じたことは、なぜこれほどまでに、アトピーに関する誤った知識が蔓延しているのだろうかということだった。

診断から治療に至るまで、ここまで問題がこじれてしまっている病気というのは、他にはあまりないのではないだろうか。もちろん、アトピーという病気の根幹が免疫システムの異常であり、一般の方々にはその複雑なメカニズムが理解しにくいということもあるだろうが、それを抜きにしても、常識で考えれば簡単に解決がつくような誤解が多過ぎる（139ページ表2参照）。

大学病院の悪しきシステムに組み込まれた医者や、皮膚科の専門医ではない内科や小児科の医者、皮膚科であってもアップデートな知識を勉強していないような医者によって、悲惨なステロイド禍が惹き起こされたことがまず第一の不幸であり、それにつけ込む形での、さまざまな企業による民間療法ビジネスへの参入が第二の不幸であった。

アトピーおよび喘息は、幼児から青少年に特に多い病気であるから、こんな病気を持った子供を産んだのは、親である私のせいではないかという根拠のない自責の念を生みやすいし、それはステロイド禍を惹き起こした医者や病院に対する激しい憎悪の念に転化しやすく、また、悪質な民間療法による洗脳や詐欺に、つけ込む隙を与えてしまう要素を孕《はら》んでいる。子を持つ親の弱みにつけ込み、何の疑いもなく大人の言うことを聞く子供たちや、多感で傷つきやすい青少年たちをもてあそび、人間不信にまで陥らせてしまったのは、そうした医者を含めた、我々世間の大人たちというやつではなかっただろうか。

その人間不信、医師不信が、アトピーに関する数々の誤解を招き、作り上げ、広めていった。

乾布摩擦をすると皮膚が強くなるという誤解。どんな温泉もアトピーに効くという誤解。飲み薬は、塗り薬より強い副作用があるという誤解。ステロイドは悪魔の薬だという誤解。漢方薬は副作用もなくアトピーが治せるという誤解。アトピーになったら何も食べられないという誤解。大学病院だからアトピーが治せるという誤解。はたまた前世で悪いことをしたからアトピーの子が生まれたんだなんていうとんでもない誤解。

そんな誤解の数々は、きちんと理屈で考えればちゃんと分かることばかりである。しかし、長期間にわたって苦しみのどん底に突き落とされていた患者さんたちにとって、いったい何が正しいのか間違っているのか、混乱して分からなくなってしまっていることが多い。精神的にパニック状態になっているから、ふだんだったら簡単に判断がつくような誤った情報にも振り回されてしまう。

中には二代、三代にわたってアトピーに苦しんでいる人々もいるから、そうした人たちの中には、その家族だけに通用するような〝治療法〟が作り上げられてしまっていることもある。そうなると、僕の病院にわざわざやって来てくれても、その患者さんが信じ込んでいる誤解を解くのが極めて難しかったり、時間がかかったりしてしまう。

この本の内容が、少し難しいものになってしまったのは、そのあたりにも理由がある。少しでもアトピーに関する誤解を解いてもらうためには、アトピーとは何か、アレルギーとは何かから説明していかないと、どうしても客観的な理解ができないだろうと考えたからだ。

できるだけ分かりやすく書いたつもりだが、僕の表現力が足りなくて、なかなか一度では理解できないかもしれない。でも、この中心にあるセオリー（第3章参照）を頭に入れてしまえば、どんな治療が正しくて、どんな治療が間違っているのか、自分で判断する基準になるはずである。全国にいる患者の皆さんも、もしこの本を手に取る機会があったなら、どうかざっとでいいから目を通してみて欲しい。それが僕の心からのお願いである。

すでに述べてきた通り、アトピーはもう奇妙な病気でも、治らない難病でもない。アレルギー反応のレベルを抗アレルギー剤で下げ、住環境の改善に真剣に取り組んでくれれば、日常生活に支障のないレベルまでアトピーを治すことはできる。もちろん、厳密にはアレルギーを完全にゼロにするということにはならないだろうが。

アトピーというのは、医者と患者さんが信頼関係を持ち、協力して治していく病気だ。だから、患者さんが言われた通りに薬を飲んでいなかったり、別れるのは嫌だからと室内で犬や猫などのペットを飼い続けていたり、住環境の改善に無関心でいては、僕だけの力ではいかんともし難いことは念を押しておく。

文字通り完治させるための研究も、現在アメリカではかなり進んできている。

ひとつは、Ｔｈ１（ヘルパーT細胞1）とＴｈ２（ヘルパーT細胞2）のバランス（免疫のバランス）を正常に戻すこと。つまり、Ｔｈ１とＴｈ２は、それぞれ特殊な化学伝達物質を介して、お互いに抑制をかけながら共存している細胞で、片方が増えるともう片方がそれ以上の増殖を抑える仕組みになっている（ネガティブ・フィードバック）。

Ｔｈ１が出す主な物質のことをインターフェロンガンマ、Ｔｈ２が出す主な物質のことをインターロイキン10《テン》と呼んでいる。理論的にはこのインターフェロンガンマという化学伝達物質をバイオ技術で大量に作り出し、これを患者さんに注射してやれば、Ｔｈ２の増殖が抑えられることになる。そうすれば、ダニやハウスダスト、スギ花粉などに対して異常に反応し、ＩｇＥというミサイル部隊に指令を出して皮膚や粘膜に炎症を起こしていたＴｈ２優位のアレルギー反応を、止めることができるはずである。

ところが、インターフェロンガンマは分解が早いため、注射して体内に増量しても、しばらくするとまた元の状態に戻ってしまい、常に注射を打ち続けなければならない。それに、非常に高価な薬であることも障害となる。ただ、Ｔｈ２細胞が腫瘍化したリンパ腫（血液のガン）の治療には既に試験的に用いられていて、インターフェロンガンマを投与すると、腫瘍がみるみる小さくなってしまうほどの効き目があることが実証されている。しかし副作用として、発熱や全身倦怠感、白血球の減少なども起きるので、今後アトピーにも応用できるとしても、単独では難しいと考えられる。

もうひとつは、ランゲルハンス細胞に代表される樹枝状細胞が、ダニやハウスダスト、スギ花粉などを外敵だと感知しないようにする治療法。つまり、ランゲルハンス細胞レベルでの脱感作療法が確立できれば、アトピーが発症しないという理論である。たとえば、ランゲルハンス細胞を遺伝子操作して、「ダニやハウスダスト、スギ花粉は人間の敵じゃないんだ」ということをインプットできれば、もうTh2細胞に「大変だ大変だ」と知らせに行くことがなくなり、当然アレルギーは起こりえない。

この分野は今アメリカで大変な注目を集めていて、多くの優秀な学者が日夜研究を続けている。しかし、「敵じゃない」ということをインプットするよりも、「あいつは敵だ」とインプットするほうが実際には容易なため、ガンに対する治療として、この遺伝子治療は始まっている。

どういうことかというと、患者さんの皮膚から取って培養したランゲルハンス細胞に、同じ患者さんのガン細胞を反応させ、ランゲルハンス細胞がそのガン細胞を強く認識するようにした後、体外でそれらを培養し数を増やしてから患者さんの血液の中に戻す。するとそのランゲルハンス細胞は、ガン細胞を敵とみなし「あいつが敵だ、あいつが敵だ」とT細胞のところに知らせに行く。このランゲルハンス細胞のT細胞への働きかけは絶大なものなので、数多くのT細胞がこれはいかんと攻撃命令を出し、ガンの細胞をガンガン攻撃し始めるというわけだ。アメリカではすでに広まっている治療法なのだが、それに比べると「敵じゃない」と認識させる方法は少々難しい。が、研究は今も熱心に進められている。

実はもうひとつ、皮膚のバリア機能をいつでも完全な状態に保つことができれば、体の中に少々のアレルギーがあっても、アトピーは発症しない、という理論に基づいた治療法も考えられている。セラミドやスクワレンといった物質を使って人工的に皮膚バリアを強化し、外からやってくるダニやハウスダスト、スギ花粉などの情報がランゲルハンス細胞にまで到達しないようにする、という考え方である。これは、化粧品メーカー等でも研究が進められている。

いずれにせよ、アトピーの治療法に対する研究はかなり進んできているから、アトピーを発症させないようにすることが、近い将来必ず可能になるだろう。

しかしまた同時に、我々の目の前には、今後早急に解決していかなければならない数々の問題も横たわっている。さまざまな化学物質に汚染されたこの地球上で、あらゆる生態系が狂い始めていることは今さら言うまでもないが、生物の一種族に過ぎない我々人間も、深刻な影響を受けている。前述の通り、すでに我々の免疫システムにはかなりの狂いが生じてきており、もしも今の幼稚園児や小学生、すなわち我々の未来を託すべき子供たちすべてに対して仮にアレルギー検査をおこなったならば、憂慮すべき結果が出ることはほぼ間違いない。事態は一刻の猶予もならないのである。

かつて国会中継で、当時の小泉純一郎首相がこう言った。

「患者さんがたくさん来れば来るほどお医者さんは儲かっていいかもしれないが、それを払うのは国民全員なんだ」。

そう。日本の保険システムはすでに崩壊しているのだ。誰でもが同じ治療を受けられる日本の医療は、一見公平に見えるが、そこに内包される欠点にもっと早く気がつくべきであった。水や安全も最近の日本ではただでは手に入らないのと同じで、個人の健康はもはや自分で守る時代になったのだ。つまりアメリカのように、保険料に応じてカバーされる割合も異なり、受けられる治療も当然違ってくるシステムの社会に。健康はもはや、国や会社から与えられる受動的なものではなく、自分自身で守る時代なのである。これを断行せねばならない時代が、目の前にやって来ている。少々の痛みを伴っても。

保険システムだけではない。日本の医療行政自体がひずみ、さらに崩壊を起こしている。治験の問題しかり、研究者に対する資金の供給しかり、医師や看護師の給与体系しかりである。

最後に、現在の医療の向かっている方向性について警告しておこう。

日本の医療システムをこのままにして、小泉元首相の言うようにただ単に予算的な面だけをカットし続けていくと何が起こるだろう。

我々が慶應高校を卒業した当時、医学部の推薦枠をめぐって激烈な競争がおこなわれていたが、昨今の高校生諸君は皆冷めたもので、そんな競争など決してしない。要するに、優秀な人材は医学部なんかに行かなくなってきたのだ。なぜなら、最近でこそマスコミで少しばかり取り上げられるようにはなったが、労働時間もでたらめ、給料も労働基準法違反、訴訟も多いといった状態で、日本においては医師がとても魅力のある職業ではなくなってきたからである。

この先、医療行政を含めたシステムの大規模な改革をすることなく、ただ単に予算面だけを削っていては、医師としてのやりがいはさらに下がる一方だろう。事実、昔だったらとても医師にはなれなかったようなレベルの医者が、今やどんどん世の中に溢れるようになってきている。本来ならば今後、国家試験をもっともっと難しくして、レベルの低い学生や、人格的に問題のある人間は医師になれないようにしなくてはならないのに、世の中の動きはまったくこれに逆行している。

今の流れのままだと、日本の医療は必ず沈む。30年後、人々の健康は誰が守るのか考えてみてほしい。もうそこには、知識もない、腕の悪い、情熱のかけらもない医師しか存在しないだろう。

あとがきにかえて

『アトピーはもう難病じゃない』（単行本時、文庫版で改題）を刊行した当時、僕にはお気に入りの寿司屋があった。なぜ、そこに通ったのだろう。ネタが新鮮で旬にこだわっている。仕事が丁寧で味が絶品だ。店の雰囲気がよい。いろいろと理由はある。でもそれだけだったら、銀座に行けばそんな店はごろごろしている。それなのに、僕はなぜ、その店に通っていたのか。

それは、客をもてなす「心」があったからだ。親父が威張って俺の出すものを喰ってればいいんだという店、いくらいい仕事をしていても、客の回転ばかり考えて早く席を立たせようとする店、どんなに美味しくても店の流儀を客に押し付ける店、そんな店は決して一流とは呼べない。

医者も寿司屋と同じだ。

いくらいい大学を出て知識があっても、いくら病院がきれいでも、いくらいい薬をそろえていても、結局患者さんを治してあげたいという「心」がなければ、一流とはいえないのだ。

相手の望んでいることは何か。何を求めてわざわざここまできたのか。

残念なことに、マスコミにもよく登場するようになったその寿司屋は一昨年頃から、世の中の不況に足並みをそろえるかのように、お客の回転ばかり考えるようになった。それが客の僕の目から見てもわかるようになった。

10年前と比べ患者さんの数が増えたので、僕は昨年、医院を移転・拡張し、スタッフも増員した。患者さんの目から見て、今の僕もあの寿司屋のように映ってはいないだろうか。

最近、ふと、そんなことを考えた。

菊池　新

2010年（平成22年）3月　診察室にて

●菊池新（きくち・あらた）プロフィール

昭和37年（1962年）、東京生まれ。

昭和62年3月、慶應義塾大学医学部卒業。

昭和62年5月、慶應義塾大学病院研修医。

平成元年（1989年）4月、同研修医終了。5月、同皮膚科専修医。

　7月、済生会横浜市南部病院皮膚科医員。

平成3年7月、慶應義塾大学医学部皮膚科助手。

平成4年1月、東京電力病院皮膚科医員。11月、慶應義塾大学医学部皮膚科助手。

平成5年4月、同皮膚科専修医終了。7月、同皮膚科病理担当主任。

平成7年6月、慶應義塾大学医学部皮膚科学教室医局長、同研修担当主任を兼任。

　8月、同診療科医長を兼任。

平成8年12月、慶應義塾学事振興基金（福澤基金）を得て、アメリカ国立衛生研究所（National Institutes of Health）へ留学。

平成10年1月、日本学術振興会海外特別研究員としてアメリカ国立衛生研究所にて引き続き留学。3月、留学を終え帰国。5月、菊池皮膚科医院開設。

平成21年8月、医療法人社団慶新会を設立。

＊本書は２００１年10月、現代書林より刊行された『アトピーはもう難病じゃない』を改題、加筆し、文庫化したものである。

文春文庫

その アトピー、専門医《せんもんい》が治《なお》してみせましょう

定価はカバーに
表示してあります

2010年5月10日　第1刷

著者　菊《きく》池《ち》新《あらた》
発行者　村上和宏
発行所　株式会社　文藝春秋

東京都千代田区紀尾井町 3-23　〒102-8008
TEL　03・3265・1211
文藝春秋ホームページ　http://www.bunshun.co.jp

落丁、乱丁本は、お手数ですが小社製作部宛お送り下さい。送料小社負担でお取替致します。

印刷・大日本印刷　製本・加藤製本

Printed in Japan
ISBN978-4-16-777372-4

（　）内は解説者。品切の節はご容赦下さい。

五木寛之 編
うらやましい死にかた
全国から寄せられた四十篇の草の根の人々の普通の死。それは穏やかで温かく、また可笑しくも切ない。こんな死に方があるなら生きる勇気が持てる。終章に杉本苑子氏との対談を収録。
い-1-31

生田 哲《さとし》
脳がめざめる食事
食べ物の選び方ひとつで脳の性能が上がり、やる気もアップ、ココロの病気も治ってしまう!?　最先端の研究からわかった脳と食事の新常識。今日から無理なく実行できるレシピ付き。
い-69-1

大沢周子《ちかこ》
ホスピスでむかえる死
安らぎのうちに逝った七人の記録
ここは、天国みたいだ……。ホスピスで亡くなった二人と、夫や妻をみとった五人の遺族の証言により、ホスピスの本当の姿を明らかにする。ホスピス病棟一覧掲載。（足立倫行）
お-31-1

押川真喜子
在宅で死ぬということ
「楽になりたいの。そう思うのはいけないこと？」「最期は家にいさせてあげたい」。聖路加国際病院で二百人を超す「在宅死」を看た訪問看護のプロが語る涙なくして読めない実話の数々。
お-37-1

押川真喜子
自宅で迎える幸せな最期
人生の最期をどこで迎えるか……愛する家族に囲まれて自宅で、という切実な願いを支え、二百人を超える患者の在宅死を見守ってきた訪問看護師が綴る「いのち」の物語。（早瀬圭一）
お-37-2

岡田尊司《たかし》
脳内汚染
子ども部屋に侵入したゲームやネット。仮想と現実の区別がつかず、麻薬と同様の中毒症状を呈し、脳の前頭前野の発達が妨げられる――。医療少年院勤務医による警告の書。（齋藤　孝）
お-46-1

岸本葉子
がんから始まる
四十歳、一人暮らしのがん患者。仕事は？　家族は？　再発リスクを抱えて悩みは尽きないけれど、毎日を明るく生きていく。人気エッセイストが綴る、心打つ静謐な記録。（竹中文良）
き-18-7

（　）内は解説者。品切の節はご容赦下さい。

岸本葉子
四十でがんになってから
「四十代を満喫するぞ」と思った矢先のがん告知。人生を組み立て直すことに！　食生活、仕事、老親、今後の検診……どうする？　どうなる？　がんと向き合う日々を綴る。（香山リカ）
き-18-9

倉嶋　厚
やまない雨はない
妻の死、うつ病、それから…
伴侶の死に生きる気力をなくした私は、マンションの屋上から飛び下り自殺をはかった……。精神科に入院、ようやく回復するまでの嵐の日々を、元NHKお天気キャスターが率直に綴る。
く-23-1

近藤　誠
それでもがん検診うけますか
放置しても人の命を奪わない「がんもどき」、増殖のゆっくりした「のんびりがん」など、がん検診業界に物議をかもした近藤理論のすべて。がん検診は百害あって一利なし！　（古森義久）
こ-22-1

近藤　誠
患者よ、がんと闘うな
がんに手術はほとんど役にたたず、抗がん剤治療に意味のあるがんは全体の一割、がん検診は百害あって一利もない。自分のがん治療法は自分で決める。がん治療の常識を破った革命の書。
こ-22-2

近藤　誠　編著
がん専門医よ、真実を語れ
話題をよんだ『患者よ、がんと闘うな』に対してわきおこった様様な論争。批判者及び識者との、がん治療をめぐる対論八篇と、批判や疑問に答えた書き下しを含む七篇で、全ての真実を明す。
こ-22-3

近藤　誠
ぼくがすすめるがん治療
手術、抗がん剤、放射線……。はたしてどの治療がよいのか、家庭医学書に書いてあることを信じてよいのか。「近藤理論」ですべての疑問に答える、「がん」と言われたときに読む本。
こ-22-4

近藤　誠
乳がんを忘れるための本
乳房温存療法がよくわかる
胸にシコリを感じて不安に思う方。乳がんと告げられたばかりで担当医が勧める治療をうけたものかどうか迷っている方へ。乳房温存療法の可能性を探りつつ、原因、動向、診断を論じる。
こ-22-5

（　）内は解説者。品切の節はご容赦下さい。

成人病の真実
近藤　誠
がん、高血圧症、高コレステロール血症、糖尿病……。患者を増やしたいという医者の欲求は強まることはあっても弱まることはない。それゆえ、人びとは自衛策を考える必要がある。
こ-22-6

がん治療総決算
近藤　誠
がんとともに臓器を取り除く手術の危険性、抗がん剤の毒性、免疫療法の根拠の薄弱さを指摘しつつ、最新のがん治療の実態を、内臓・子宮・前立腺・乳房など部位ごとに詳細に解説する。
こ-22-7

めまいは治せる！
七戸《しちのへ》満雄
有効率なんと84％！　難病とされる、めまい・耳鳴りにヘルペスの抗ウイルス剤が効いた！　三千五百人を超える臨床データから、回復した患者の声までを多数収録。
し-44-1

死にゆく者からの言葉
鈴木秀子
死にゆく者たちは、その瞬間、自分の人生の意味を悟り、未解決のものを解決し、不和を和解に、豊かな愛の実現をはかる。死にゆく者の最後の言葉こそ、残された者への愛と勇気である。
す-9-1

精神と物質
分子生物学はどこまで生命の謎を解けるか
立花　隆・利根川　進
百年に一度という発見で、一九八七年ノーベル生理学・医学賞を受賞した利根川進氏に、立花隆氏が二十時間に及ぶ徹底インタビュー。最先端の生命科学の驚異の世界をときあかす。
た-5-3

臨死体験（上下）
立花　隆
まばゆい光、暗いトンネル、そして亡き人々との再会――人が死に臨んで見るという光景は、本当に「死後の世界」なのか、それとも幻か。人類最大の謎に挑み、話題を呼んだ渾身の大著。
た-5-9

証言・臨死体験
立花　隆
水上勉、北林谷栄、大仁田厚、羽仁進……文学者、女優、スポーツマンなど各界の人物が自らスケッチした臨死の光景は実に様々で個性的。そこに人間存在の多様性と奥行きの深さがある。
た-5-11

（　）内は解説者。品切の節はご容赦下さい。

立花　隆
21世紀　知の挑戦
生命科学ではいま大革命が起こっている。ガン制圧も遠くない。知の巨人が、20世紀をふり返り、21世紀を展望することによって、人類の未来を文系人間にもわかりやすく徹底リポートする。
た-5-12

竹中文良
医者が癌にかかったとき
大腸癌で手術を受ける側に立たされた日赤病院の現役外科部長が、自らの患者体験と、それをふまえて医のあり方、癌告知の是非、死の問題を考えて綴った感動のエッセイ集。（保阪正康）
た-35-1

千葉敦子
「死への準備」日記
いくたびもの再発ガンで声を失い小脳転移という状態に陥っても、死へ近づいていく自分自身を冷静に観察し、出来るだけ正確にレポートしようとしたジャーナリストの日記。（千葉明子）
ち-2-7

土本亜理子
ふつうの生、ふつうの死
緩和ケア病棟「花の谷」の人びと
緩和ケアも積極医療も自宅療養も……患者の望みどおりの医療を実践する南房総千倉のホスピスのある診療所「花の谷クリニック」の女医と、それを支える人々の感動のルポ。（大塚敦子）
つ-16-1

中島みち
がんと闘う・がんから学ぶ・がんと生きる
自らのがん体験を綴った『誰も知らないあした』、友人の闘病を描いた『がん病棟の隣人』、がんで逝った夫の看取りの記『悔いてやまず』のがん三部作に最新の知見を加えた統合改訂版。
な-14-4

中島みち
がん・奇跡のごとく
奇跡的な治癒は存在するのか？「もはや余命いくばくもない」と医師に宣告されたがん患者たち六人の闘いの過程を克明に記録。自らがんと闘う著者が、がん治療の可能性を検証する。
な-14-5

中山二基子《ふきこ》
老いじたくは「財産管理」から
親子の相続トラブル、熟年離婚の財産分与問題……。家や土地をめぐる家族の悲劇が増えている。自立した老後を送るために、新・成年後見制度の活用法、遺言書の書き方等をやさしく解説。
な-42-1

（　）内は解説者。品切の節はご容赦下さい。

中山二基子
「老い」に備える
老後のトラブルと予防法
歳を重ねて自宅で暮らすのが大変になった時、子どもが遺産がらみで争いそうになった時、病気や認知症になった時の財産管理など、老後のトラブルと予防法を五十四の実例で紹介。
な-42-2

信田《のぶた》さよ子
アダルト・チルドレンという物語
「生き辛さ」から「らくに生きる」へ。第一線のカウンセラーである著者が、豊富な実例をまじえて贈る、家族関係への新しい提言。現代人の心に潜む問題への処方とヒント。（寺田和代）
の-8-1

羽成幸子
介護の達人
家庭介護がだんぜん楽になる40の鉄則
誰にでも突然、身近になる「介護」の問題。祖父、祖母、父、母、姑の五人を看取った主婦が明かす介護のヒントが満載。大変だと思っていた介護が、こうすればきっと〝楽しく〟なる!!
は-26-1

福澤美和
フロックスはわたしの目
盲導犬と歩んだ十二年〈新版〉
盲導犬フロックスと出会い、共に暮らし、全国を旅した十二年間。盲導犬の役割とその素晴しさを日本中に知らしめた記念碑的作品に、三篇のエッセイを加筆した増補新版。感動再び！
ふ-8-2

御木達哉
うつ病の妻と共に
あなたが何て言うか、わたし、試してるの……。健康そのものの妻がある朝、突然錯乱した。夫にできることは何か？　うつ病の妻との試行錯誤の日常を克明に綴った驚きと感動の記録。
み-33-1

柳田邦男
ガン50人の勇気
癌による死が悲惨なものばかりとは限らない。淡々と、あるいは精いっぱいに明るく生きた人々がここにいる。癌に負けずに生を全うした五十人を描いて、生と死について考える。
や-1-6

柳田邦男
犠牲（サクリファイス）
わが息子・脳死の11日
「脳が死んでも体で話しかけてくる」。自ら命を絶った二十五歳の息子の脳死から腎提供に至るまでの、最後の十一日間を克明に綴った、父と子の魂の救済の物語。（細谷亮太）
や-1-15

（　）内は解説者。品切の節はご容赦下さい。

（　）内は解説者。品切の節はご容赦下さい。

柳 美里
自殺
自らの未遂体験と、多くの自殺具体例を見据えて掲げられた逆説的〝自殺のすすめ〟をあなたはどう読むか？　十三歳の息子を亡くした原一男の解説が胸に迫る。文庫化に合わせ大幅加筆。
ゆ-4-2

吉岡 忍
M／世界の、憂鬱な先端
ベルリンの壁崩壊・昭和天皇崩御と時を同じくして、幼女四人を誘拐惨殺した宮﨑勤。二十世紀末になって明らかとなった、壊れ始めた人類の心の闇の萌芽がそこにあった。（大澤真幸）
よ-13-3

吉田敏浩
夫婦が死と向きあうとき
車の中で餓死した夫婦、二十二年間も意識の戻らぬ夫を介護した妻。そのとき夫婦はなにを思い、残された者はどう生きるのか。大宅賞受賞作家が描く現代の「夫婦と死」。（田原総一朗）
よ-24-1

和田秀樹
医療のからくり
人生百年時代への処方箋
肉食は本当に控えるべきか、医療事故を減らすには？　高齢者医療専門の精神科医が医療の常識に疑問を投げかけ、超高齢社会を生き抜くための具体的なノウハウを九人の名医に聞いた。
わ-13-1

大原広軌
藤臣柊子
マンガ　精神科に行こう！
心のカゼは軽～く治そう
パニック・ディスオーダーを発症し精神科に通院する事になった著者。そこは恐い、アブナイ、そんな世間のイメージとは180度違う所だった。漫画と文章で綴る爆笑体験記！（中島らも）
P30-5

衿野《えりの》未矢《みや》
ひとりになれない女たち
買い物依存、電話・恋愛にのめりこむ心理
だれか止めて！　買い物、過食、恋愛。仕事も友もなくし、命まで脅かされるほどに傷つき、ボロボロになっても止まらない。愛情飢餓、依存症の悲惨な実例を挙げ、専門家とともに解明。
P30-6

和田静香
ワガママな病人vsつかえない医者
自律神経失調症、子宮内膜症……病院通いがやめられない著者による爆笑病院放浪記。日本一の病院マニアだから見えてきた病院のヤバすぎる実態と病状を赤裸々に書く。（湯川れい子）
P30-8

（　）内は解説者。品切の節はご容赦下さい。

陰山英男・小河《おごう》勝
学力低下を克服する本
小学生でできること　中学生でできること
「どこがわからないかもわからない」そんな子も、必ず「未来を切り開く学力」をつけることができる。「つまずき」の発見から手当て、そして圧倒的な学力をつけるまでを具体的に指導。
か-35-1

齋藤 孝
スラムダンクな友情論
『スラムダンク』『稲中卓球部』から坂口安吾『青春論』、小林秀雄『私の人生観』まで、少年時代に読むべき名著を例に、教育界の寵児・齋藤孝が十代の読者へ贈る、まっすぐで熱い友情論。
さ-38-1

齋藤 孝
くんずほぐれつ
「カモン、ユーア・ガイズ！」レッド・ツェッペリンのライブでの魂を震わす体験。ずらしの技法から、偏愛、怒りの技化まで、「齋藤メソッド」の原点となる青春の技。（倉田真由美）
さ-38-2

齋藤 孝
発想力
ネガティブな意見を言っている暇があったらアイディアを出せ。カットイン会話術から不在者認知力、「○○ですから！」のアイデンティティ論まで、齋藤流発想力で壁を突破！（内田 樹）
さ-38-4

齋藤 孝
グッとくる「はげまし」言葉
言葉がグッと胸にくいこんで、その後の人生を励ましてくれる。そんな経験は人生の宝だ——サリバン先生から坂口安吾まで、古今東西一流の人が投げかける愛に溢れた名言集。（乙武洋匡）
さ-38-5

齋藤 孝
働く気持ちに火をつける
ミッション、パッション、ハイテンション！
使命へと昇華させるミッション感覚、ネガティブ体験をパワーに変えるパッション力、場を活性化するハイテンションな身体——この三つを技にし、仕事の好循環を作る法。（梅田望夫）
さ-38-6

相良敦子
お母さんの「敏感期」
モンテッソーリ教育は子を育てる、親を育てる
イタリア初の女性医師、マリア・モンテッソーリが生み出した「モンテッソーリ教育」。日本でも根強い支持者をもつこの教育法を、第一人者が豊富なイラストで伝授するバイブル的書。
さ-46-1